U0345179

实用护理
理论与实践

安旭姝　曲晓菊　郑秋华　主编

化学工业出版社

·北京·

内容简介

本书通过临床护理实践中的重点知识和思维逻辑，结合病例，以临床需要为内容取舍标准，以护理理论与临床护理实践为出发点，将内容分为两部分，其中第一章、第二章和第八章讲解了护理的基本理论知识、护理的程序步骤以及护理管理；第三章至第七章分别讲解了消化系统患者的护理、呼吸内科疾病患者的护理、泌尿系统疾病患者的护理、肿瘤放射治疗患者的护理以及静脉输液护理。

本书内容丰富，理论与实践相结合，注重临床实用性和可操作性；可供临床护理人员、护理专业学生及临床医师参考阅读，也可作为护理管理者、护理教学者和护士继续教育用书。

图书在版编目（CIP）数据

实用护理理论与实践 / 安旭姝，曲晓菊，郑秋华主编．一北京：化学工业出版社，2022.2
ISBN 978-7-122-40472-5

Ⅰ.①实… Ⅱ.①安… ②曲… ③郑… Ⅲ.①护理学
Ⅳ.①R47

中国版本图书馆 CIP 数据核字（2021）第 256865 号

责任编辑：王　芳　邢启壮　　　　　　　
责任校对：宋　玮　　　　　　装帧设计：关　飞

出版发行：化学工业出版社
　　　　　（北京市东城区青年湖南街 13 号　邮政编码 100011）
印　　装：北京天宇星印刷厂
787mm×1092mm　1/16　印张 13　字数 276 千字
2022 年 4 月北京第 1 版第 1 次印刷

购书咨询：010-64518888　　售后服务：010-64518899
网　　址：http://www.cip.com.cn

目录

前言

　　护理学是一门实践性、应用性很强的学科。随着医学模式的改变，对临床疾病患者的护理已不仅仅局限于对身体健康的护理，而是扩展到心理护理，以及帮助患者重新适应社会等方面。为了使广大临床医护人员具备扎实的业务素质、丰富的护理学理论知识、娴熟的操作技能、细致的观察能力和敏锐的判断能力，特编写此书。

　　由于我国综合国力的提升，经济水平有了质的飞跃，医疗水平也不断进步。因此，人民群众对护理服务需求在不断增加，以往的护理工作模式已不能满足新时代的人民要求，以往的临床护理服务的内容和护理学理论、实践研究重点也需要得到提升。医学发展推动了护理学的不断进步，通过国内外护理界的广泛交流，许多国外先进的护理理念和护理模式被国内护士接受和引用。随着人民生活水平不断提高，人们对护理的依赖日益明显。护理的内涵在不断深化，工作内容与范围也不断延伸、扩大，护理技术与方法不断增多。现在护士不仅面对医院内患者进行工作，而且拓展到家庭、社区，服务对象还包括健康的个体和群体等。

　　本书从护理理论的源头说起，阐述了护理学的发展、护理的管理模式，同时还重点阐述了护理程序以及临床常见疾病的护理实践与具体措施。本书内容丰富，临床实用性强，充分体现了临床护理的新理念、新方法、新理论、新进展，既可作为临床护士工作实践的指导用书，也同样适用于护理院校内科护理理论授课和临床见习教学，尤其对低年资护士的临床思维培养有很大的指导意义。

　　本书共有八章，第一章由哈尔滨医科大学附属肿瘤医院主管护师王玉编写，第二、八章由哈尔滨医科大学附属肿瘤医院副主任护师安旭姝编写，第三章由哈尔滨医科大学附属第一医院主管护师陈婷编写，第四章由哈尔滨医科大学附属第二医院副主任护师曲晓菊编写，第五章由哈尔滨医科大学附属肿瘤医院主管护师陆旭编写，第六章由哈尔滨医科大学附属第一医院主管护师王丽范编写，第七章由哈尔滨医科大学附属第二医院副主任护师郑秋华编写。全书由安旭姝统一定稿。本书在编写过程中遇到了诸多困难，但是在领导同事的帮助指导下都迎刃而解。由于时间仓促、学识水平有限，本书难免存在疏漏和不足之处，殷切希望广大读者批评指正。

编者

2021 年 11 月

编写人员名单

主　编　安旭姝　曲晓菊　郑秋华

编　者（按姓氏笔画排序）

王　玉　哈尔滨医科大学附属肿瘤医院

王丽范　哈尔滨医科大学附属第一医院

曲晓菊　哈尔滨医科大学附属第二医院

安旭姝　哈尔滨医科大学附属肿瘤医院

陆　旭　哈尔滨医科大学附属肿瘤医院

陈　婷　哈尔滨医科大学附属第一医院

郑秋华　哈尔滨医科大学附属第二医院

第一章

护理理论

第一节　系统化整体理论

一、系统理论的产生

系统，作为一种思想，早在古代就已萌芽，但作为科学术语使用，还是在现代。系统论的观点起源于20世纪20年代，由美籍奥地利理论生物学家路·贝塔朗菲提出。1932~1934年，他先后发表了《理论生物学》和《现代发展理论》，提出用数学和模型来研究生物学的方法和机体系统论概念，可视为系统论的萌芽。1937年，贝塔朗菲第一次提出"一般系统论"的概念。1954年，以贝塔朗菲为首的科学家们创办了一般系统论学会。1968年，贝塔朗菲发表了《一般系统论——基础、发展与应用》一文，主要解释了事物整体及其组成部分间的关系以及这些组成部分在整体中的相互作用。其理论框架被广泛应用到许多科学领域，如物理、工程、管理及护理等，并日益发挥重大而深远的影响。

二、系统的基本概念

（一）系统的概念

系统是由相互联系、相互依赖、相互制约、相互作用的事物和过程组成的，是具有整体功能和综合行为的统一体。各种系统，尽管它的要素有多有少，具体构成千差万别，但总有两部分组成：一部分是要素的集合；另一部分是各要素间相互关系的集合。

（二）系统的基本属性

系统是多种多样的，但都具有共同的属性。

1. 整体性

组成系统的每个部分都具有各自独特的功能，但这些组成部分不具有或不能代表系统总体的特性。系统整体并不是由各组成部分简单罗列和相加构成的，各部分必须相互作用、相互融合才能构成系统整体。因此，系统整体的功能大于并且不同于各组成部分的总和。

2. 相关性

系统的各个要素之间都是相互联系、相互制约的，若任何要素的性质或行为发生变化，都会影响其他要素，甚至系统整体的性质或行为。如人是一个系统，作为一个有机体，由生理、心理、社会文化等各部分组成，其整体生理机能又由血液循环、呼吸、消化、泌尿、神经肌肉和内分泌等不同系统和组织器官组成。当一个人神经系统受到干扰，就会影响他的消化系统、心血管系统的功能。

3. 层次性

对于一个系统来说，它既是由某些要素组成，同时，它自身又是组成更大系统的一个要素。系统的层次间存在着支配与服从的关系。高层次支配低层次，决定系统的性质，低层次往往是基础结构。

4. 动态性

系统是随时间的变化而变化。系统进行活动必须通过内部各要素的相互作用，能量、信息、物质的转换，内部结构的不断调整，以达到最佳功能状态。此外，系统为适应环境，维持自身的生存与发展，需要与环境进行物质、能量、信息的交流。

5. 预决性

系统具有自组织、自调节能力，可通过反馈适应环境，保持系统稳态，这样就呈现某种预决性。预决性程度标志系统组织水平高低。

三、系统的分类

自然界或人类社会可存在千差万别的各种系统，可从不同角度对它们进行分类。分类方法如下。

（一）按组成系统的要素性质分类

系统可分成自然系统与人造系统。自然系统如生态系统、人体系统等；人造系统如机械系统、计算机软件系统等。自然系统与人造系统的结合，称复合系统，如医疗系统、教育系统。

（二）按组成系统的内容分类

系统可分为物质系统与概念系统。物质系统如动物、仪器等；概念系统如科学理论系统、计算机程序软件等。多数情况下，物质系统与概念系统是相互结合、密不可分的。

（三）按系统与环境的关系分类

系统可分为封闭系统与开放系统。封闭系统是指与环境间不发生相互作用的系统，即与环境没有物质、信息或能量的交换，事实上绝对的封闭系统是不存在的。与封闭系统相反，开放系统是指通过与环境间的持续相互作用，不断进行物质、能量和信息交流的系统，如生命系统、医院系统等。在开放系统中，按系统有无反馈可分为开环系统与闭环系统。没有反馈的系统称开环系统，有反馈的系统称闭环系统。

（四）按系统运动的属性分类

系统可分为动态系统与静态系统。动态系统如生物系统、生态系统；静态系统如一个建筑群、基因分析图谱等。

四、系统理论的基本原则及在护理实践中的应用

（一）整体性原则

整体性原则是系统理论最基本的原则，也是系统理论的核心。

1. 从整体出发，认识、研究和处理问题

护理人员在处理患者健康问题时，要以整体为基本出发点，深入了解、把握整体，找出解决问题的有效方法。

2. 注重整体与部分、部分与部分之间的相互关系

从整体着眼，从部分入手，把护理工作的重点放在系统要素的各种联系关系上。如医院的护理系统从护理部到病区助理护士，任何一个要素薄弱，都会影响医院护理的整体效应。

3. 注重整体与环境的关系

整体性原则要求护理人员在护理患者时，要考虑系统对环境的适应性，通过调整人体系统内部结构，使其适应周围环境，或是改变周围环境，使其适应系统发展的需要。

（二）优化原则

系统的优化原则是通过系统的组织和调节活动，达到系统在一定环境下的最佳状态，发挥最好功能。

1. 局部效应应服从整体效应

系统的优化是与系统整体性紧密联系的，当系统的整体效应与局部效应不一致时，局部效应须服从整体效应。护理人员在实施计划护理中，都要善于抓主要矛盾，追求整体效应，实现护理质量、效率的最优化。

2. 坚持多极优化

优化应贯穿系统运动全过程。护理人员在护理患者时，为追求最佳护理活动效果，从确定患者健康问题、确定护理目标、制订护理措施、实施护理计划、建立评价标准等都要进行优化抉择。

3. 优化的绝对性与相对性相结合

优化本身的"优"是绝对的，但优化的程度是相对的。护理人员在工作中选择优

化方案时，应从实际出发、科学分析、择优而从，如工作中常会遇到一些牵涉多方面的复杂病情的患者或复杂研究问题，往往会出现这方面问题解决较好，而那方面问题却未能很好解决，且难找到完善的方案。这就要在相互矛盾的需求之中，选择一个各方面都较满意的相对优化方案。

（三）模型化原则

预先设计一个与真实系统相似的模型，通过对模型的研究来描述和掌握真实系统的特征和规律的方法称为模型化。在模型化过程中须遵循的原则称模型化原则。在护理研究领域中应用的模型有多种，如形态上可分为具体模型与抽象模型；从性质上可分为结构模型与功能模型。在设计模型进行护理研究时，必须遵循模型化原则。模型化原则包括以下三个方面。

1. 相似性原则

模型必须与原型相似，这样建立的模型才能真正反映原型的某些属性、特征和运动规律。

2. 简化原则

模型既应真实，又应是原型的简化，如无简化性，模型就失去它存在的意义。

3. 客观性原则

任何模型总是真实系统某一方面的属性、特征、规律性的模仿，因此建模时，要以原型作为检验模型的真实性客观依据。

第二节　人类基本需要层次论

一、需要概述

每个人都有一些基本的需要，包括生理的、心理的和社会的。这些需要的满足使人类得以生存和繁衍发展。

（一）需要的概念

需要是人脑对生理与社会要求的反映。人类的基本需要具有共性，在不同年代、不同地区或不同人群，为了自身与社会的生存与发展，必须对一定的事物产生需求，例如食物、睡眠、情爱、交往等，这些需求反映在个体的头脑中，就形成了他的需要。当个体的需要得到满足时，就处于一种平衡状态，这种平衡状态有助于个体保持健康。

反之，当个体的需要得不到满足时，个体则可能陷入紧张、焦虑、愤怒等负性情绪中，严重者可导致疾病的发生。

（二）需要的特征

1. 需要的对象性

人的任何需要都是指向一定对象的。这种对象既可以是物质性的，也可以是精神性的。无论是物质性的还是精神性的需要，都须有一定的外部物质条件才可获得满足。

2. 需要的发展性

需要是个体生存发展的必要条件，如婴儿期的主要需要是生理需要，少年期则产生了尊重的需要。

3. 需要的无限性

需要不会因暂时满足而终止，当某些需要满足后，还可产生新的需要，新的需要就会促使人们去从事新的满足需要的活动。

4. 需要的社会历史制约性

人的各种需要的产生及满足均可受到所处环境条件与社会发展水平的制约。

5. 需要的独特性

人与人之间的需要既有相同，也有不同，其需要的独特性是个体的遗传因素、环境因素所决定。在临床工作中，护理人员应细心观察患者需要的独特性，及时给予合理的满足。

（三）需要的分类

常见的分类有两种。

1. 按需要的起源分类

需要可分生理性需要与社会化需要。生理性需要如饮食、排泄等；社会性需要如劳动、娱乐、交往等。生理性需要主要作用是维持机体代谢平衡；社会性需要的主要作用是维持个体心理与精神的平衡。

2. 按需要的对象分类

需要可分物质需要与精神需要。物质需要如衣、食、住、行等；精神需要如认识的需要、交往的需要等。物质需要既包括生理性需要，也包括社会性需要；精神需要是指个体对精神文化方面的要求。

（四）需要的作用

需要是个体从事活动的基本动力，是个体行为积极性的源泉。根据需要的作用，护理人员在护理患者时，既要满足患者的基本需要，又要激发患者依靠自己的力量恢复健康的需要。

二、需要层次理论

许多哲学家和心理学家试图将人的需要这一概念发展成理论，并用以解释人的行为。心理学家亚伯拉罕·马斯洛于 1943 年提出了人类基本需要层次论，这一理论已被广泛应用于心理学、社会学和护理学等许多学科领域。

（一）需要层次论的主要内容

马斯洛将人类的基本需要分为 5 个层次，并按照先后次序，由低向高依次排列，包括生理的需要、安全的需要、爱与归属的需要、尊敬的需要和自我实现的需要。

1. 生理的需要

生理的需要是人类最基本的需要，包括食物、空气、水、温度（衣服和住所）、排泄、休息和避免疼痛。

2. 安全的需要

人需要一个安全、有秩序、可预知、有组织的世界，以使其感到有所依靠，不被意外的、危险的事情所困扰，即包括安全保障、受到保护以及没有焦虑和恐惧。

3. 爱与归属的需要

人渴望归属于某一群体并参与群体的活动和交往，希望在群体或家庭中有一个适当的位置，并与他人有深厚的情感，即包括爱他人、被爱和有所归属，免受被遗弃、被拒绝、举目无亲等痛苦。

4. 尊敬的需要

尊敬的需要是个体对自己的尊严和价值的追求，包括自尊和被尊两方面。尊敬需要的满足可使人感到自己有价值、有能力、有力量和必不可少，使人产生自信心。

5. 自我实现的需要

自我实现的需要是指一个人要充分发挥自己才能与潜力的要求，是力求实现自己可能之事的要求。

马斯洛在晚年时，又把人的需要概括为三大层次：基本需要、心理需要和自我实现需要。

（二）各需要层次之间的关系

马斯洛不仅将人的需要按照不同层次进行了划分，而且十分强调各层次之间的关系。他指出如下几点。

（1）必须首先满足较低层次的需要，然后再考虑满足较高层次的需要。生理需求是最低层次的，也是最重要的，人在最基本的生理需要满足后，才得以维持生命。

（2）通常一个层次的需要被满足后，更高一层的需要才会出现，并逐渐明显和强烈。

例如，人的生理需要得到满足后，会争取满足安全的需要；同样，在安全的需要满足之后，才会提出爱以及更高层次的需要。但是，有些人在追求满足不同层次的需要时会出现重叠，甚至颠倒。例如，有的科研工作者为探求科学真理（自我实现），不顾试验场所可能存在危害生命的因素（安全的需要）；有的运动员为夺冠军，为祖国争光（自我实现），不考虑自己可能会受伤甚至致残（生理和安全的需要），也要勇往直前。

（3）维持生存所必需的低层次需要是要求立即和持续予以满足的，如氧气；越高层次的需要越可被较长久地延后，如性的需要、尊敬的需要等。但是，这些可被暂时延缓或在不同时期有所变化的需要是始终存在的，不可被忽视。

（4）人们满足较低层次需要的活动基本相同，如对氧的需要，都是通过呼吸运动来满足。而越高层次的需要越为人类所特有，人们采用的满足方式越具有差异性，如满足自我实现的需要时，作家从事写作、科学家做研究、运动员参加竞赛等。同时，低层次需要比高层次需要更易确认、更易观测、更有限度。如人只吃有限的食物，而友爱、尊重和自我实现需要的满足则是无限的。

（5）随着需要层次越向高层次移动，各种需要满足的意义对每个人来说就越具有差异性。这是受个人的愿望、社会文化背景以及身心发展水平所决定的。例如，有的人对有一个稳定的职业、受他人尊敬的职位就很满意了，而有的人还要继续学习，获得更高的学位，不断突破和创新。

（6）各需要层次之间可相互影响。例如，有些较高层次需要并非生存所必需，但它能促进生理机能更旺盛，使人的健康状态更佳、生活质量更高，如果不被满足，会引起焦虑、恐惧、抑郁等情绪，导致疾病发生，甚至危及生命。

（7）人的需要满足程度与健康成正比。当所有的需要被满足后，就可达到最佳的健康状态。反之，基本需要的满足遭受破坏，会导致疾病。人若生活在高层次需要被满足的基础上，就意味着有更好的食欲和睡眠，更少的疾病、更好的心理健康和更长的寿命。

（三）需要层次论对护理的意义

需要层次论为护理学提供了理论框架，它是护理程序的理论基础，可指导护理实践有效进行。

（1）帮助护理人员识别患者未满足的需要的性质，以及对患者所造成的影响。

（2）帮助护理人员根据需要层次和优势需要，确定需要优先解决的健康问题。

（3）帮助护理人员观察、判断患者未感觉到或未意识到的需要，给予满足，以达到预防疾病的目的。

（4）帮助护理人员对患者的需要进行科学指导，合理调整需要间关系，消除焦虑与压力。

三、影响需要满足的因素

当人的需要大部分被满足时，人就能处于一种相对平衡的健康状态。反之，会造成机体环境的失衡，导致疾病的发生。因此，了解人的需要满足的障碍因素十分必要。

（一）生理的障碍

生理的障碍包括生病、疲劳、疼痛、躯体活动有障碍等，如因腹泻而影响水、电解质的平衡以及食物摄入的需要。

（二）心理的障碍

人处于焦虑、恐惧、愤怒、兴奋或抑郁等状态时会影响基本需要的满足，如引起食欲改变、失眠、精力不集中等。

（三）认知的障碍和知识缺乏

人要满足自身的基本需要是要具备相关知识的，如营养知识、体育锻炼知识和安全知识等。人的认知水平较低时会影响对有关信息的接收、理解和应用。

（四）能力障碍

一个人具备多方面能力，如交往能力、动手能力、创造能力等。当个体某方面能力较差，就会导致相应的需要难以满足。

（五）性格障碍

一个人的性格与他的需要产生与满足有密切关系。

（六）环境的障碍

环境的障碍如空气污染、光线不足、通风不良、温度不适宜、噪声等都会影响某些需要的满足。

（七）社会的障碍

缺乏有效的沟通技巧、社交能力差、人际关系紧张、与亲人分离等会导致缺乏归属感和爱，也可影响其他需要的满足。

（八）物质的障碍

需要的满足需要一定的物质条件，当物质条件不具备时，以这些条件为支撑的需要就无法满足。如生理需要的满足需要食物、水；自我实现的需要的满足需要书籍、实验设备等。

（九）文化的障碍

文化的障碍如地域习俗、信仰、观念的不同，教育的差别等，都会影响某些需要的满足。

四、患者的基本需要

一个人在健康状态下能够由自己来满足各类需要，但在患病时，情况就发生了变化，许多需要不能自行满足。这就需要护理人员作为一种外在的支持力量，帮助患者满足需要。

（一）生理的需要

1. 氧气

缺氧、呼吸道阻塞、呼吸道感染等。

2. 水

脱水、水肿、电解质紊乱、酸碱失衡。

3. 营养

肥胖、消瘦、各种营养缺乏，不同疾病（如糖尿病、肾脏疾病）的特殊饮食需要。

4. 体温

过高、过低、失调。

5. 排泄

便秘、腹泻、大小便失禁等。

6. 休息和睡眠

疲劳、各种睡眠形态紊乱。

7. 避免疼痛

各种类型的疼痛。

（二）刺激的需要

患者在患病的急性期，对刺激的需要往往不太明显，当处于恢复期时，此需要的满足日趋重要。如长期卧床的患者，如果他心理上刺激的需要、生活上活动的需要不满足，那就意味着其心理方面、生理方面都在退化。因此，卧床患者需要翻身、肢体活动，以减轻或避免皮肤受损、肌肉萎缩等。

长期单调的生活不但引起体力衰退、情绪低落，智力也会受到影响。故应注意环境的美化，安排适当的社交和娱乐活动。长期住院的患者更应注意满足刺激的需要，如布置优美、具有健康教育性的住院环境，病友之间的交流和娱乐等。

（三）安全的需要

患病时由于环境的变化、舒适感的改变，安全感会明显降低，如担心自己的健康没有保障；寂寞和无助感；怕被人遗忘和得不到良好的治疗和护理；对各种检查和治疗产生恐惧和疑虑；对医护人员的技术不信任；担心经济负担问题等。具体护理内容包括以下两点。

1. 避免身体伤害

应注意防止发生意外，如地板过滑、床位过高或没有护栏、病室内噪声、院内交叉感染等均会对患者造成伤害。

2. 避免心理威胁

应进行入院介绍和健康教育，增强患者自信心和安全感，使患者对医护人员产生信任感和可信赖感，促进治疗和康复。

（四）爱与归属的需要

患病住院期间，由于与亲人的分离和生活方式的变化，爱与归属的需要的满足受到影响，就变得更加强烈，患者常常希望得到亲人、朋友和周围人的亲切关怀、理解和支持。护理人员要通过细微、全面的护理，与患者建立良好的护患关系，允许家属探视，鼓励亲人参与护理患者的活动，帮助患者之间建立友谊。

（五）自尊与被尊敬的需要

在爱和归属的需要被满足后，患者也会感到被尊敬和被重视，因而这两种需要是相关的。患病会影响自尊需要的满足，患者会觉得因生病而失去自身价值或成为他人的负担，护理人员在与患者交往中，始终保持尊重的态度、礼貌的举止。

注意：帮助患者感到自己是重要的、是被他人接受的，如礼貌称呼患者的名字，而不是床号；初次与患者见面时，护士应介绍自己的名字；重视、听取患者的意见；让患者做力所能及的事，使患者感到自身的价值。

在进行护理操作时，应注意尊重患者的隐私，减少暴露；为患者保密；理解和尊重患者的个人习惯、价值观、宗教信仰等，不要把自己的观念强加给患者，以增加其自尊和被尊感。

（六）自我实现的需要

个体在患病期间最受影响而且最难满足的需要是自我实现的需要。特别是有严重的能力丧失时，如失明、耳聋、失语、瘫痪、截肢等对人的打击更大。但是，疾病也会对某些人的成长起到促进作用，从而对自我实现有所帮助。此需要的满足因人而异，护理的功能是切实保证低层次需要的满足，使患者意识到自己有能力、有潜力，并加强学习，为自我实现创造条件。

五、满足患者需要的方式

护理人员满足患者需要的方式有三种。

（一）直接满足患者的需要

对于暂时或永久丧失自我满足某方面需要能力的患者，护理人员应采取有效措施来满足患者的基本需要，以减轻痛苦，维持生存。

（二）协助患者满足需要

对于具有或恢复一定自我满足需要能力的患者，护理人员应有针对性地给予必要的帮助和支持，提高患者自护能力，促进早日康复。

（三）间接满足患者的需要

可通过卫生宣教、健康咨询等多种形式为护理对象提供卫生保健知识，避免健康问题的发生或恶化。

第三节　应激与适应理论

一、应激及其相关内容

（一）应激

应激，又称压力或紧张，是指内、外环境中的刺激物作用于个体而使个体产生的一种身心紧张状态。应激可降低个体的抵抗力、判断力和决策力，例如面对突如其来的意外事件或长期处于应激状态，可影响个体的健康甚至致病；但应激也可促使个体积极寻找应对方法，解决问题，如面临高考时紧张复习，护士护理患者时遇到疑难问题设法查阅资料、请教他人等。人在生活中随时会受到各种刺激物的影响，因此应激贯穿于人的一生。

（二）应激原

应激原又称压力原或紧张原，任何对个体内环境的平衡造成威胁的因素都称为应激原。应激原可引起应激反应，但并非所有的应激原对人体均产生同样程度的反应。常见的应激原分为以下三类。

1. 一般性的应激原

（1）生物性　各种细菌、病毒、寄生虫等。

（2）物理性　温度、空气、声、光、电、外力、放射线等。

（3）化学性　酸、碱化学药品等。

2. 生理病理性的应激原

（1）正常的生理功能变化　如月经期、妊娠期、更年期，或基本需要没有得到满足，如饮食、性欲、活动等。

（2）病理性变化 各种疾病引起的改变，如缺氧、疼痛、电解质紊乱、乏力等，以及手术、外伤等。

3. 心理和社会性的应激原

（1）一般性社会因素 如生离死别、搬迁、旅行、人际关系纠葛及角色改变（如结婚、生育、毕业）等。

（2）灾难性社会因素 如地震、水灾、战争、社会动荡等。

（3）心理因素 如应对考试、参加竞赛、理想自我与现实自我冲突等。

（三）应激反应

应激反应是对应激原的反应，可分为两大类。

1. 生理反应

应激状态下身体主要器官系统产生的反应，包括心率加快、血压增高、呼吸深快、恶心、呕吐、腹泻、尿频、血糖增加、伤口愈合延迟等。

2. 心理反应

如焦虑、抑郁，使用否认、压抑等心理防卫机制等。

一般来说，生理和心理反应经常是同时出现的，因为身心是持续互相作用的。应激状态下出现的应激反应常具有以下规律：①一个应激原可引起多种应激反应的出现，如当贵重物品被窃后，个体可能出现心悸、头晕，同时感觉愤怒、绝望，此时，头脑混乱无法做出正确决定；②多种应激原可引起同一种应激反应；③对极端的应激原如灾难性事件，大部分人都会以类似的方式反应。

二、有关应激学说

汉斯·塞尔耶是加拿大的生理学家和内分泌学家，也是最早研究应激的学者之一。早在1950年，塞尔耶在《应激》一书中就阐述了他的应激学说。他的一般理论对全世界的应激研究产生了影响。他认为应激是身体对任何需要做出的非特异性反应，例如，不论个人是处于精神紧张、外伤、感染、冷热、X光线侵害等任何情况下，身体都要发生反应，而这些反应是非特异性的。

塞尔耶还认为，当个体面对威胁时，无论是什么性质的威胁，体内都会产生相同的反应群，他称之为全身适应综合征（GAS），并提出这些症状都是通过神经内分泌途径产生的。

全身适应综合征解释了为什么不同的应激原可以产生相同的应激反应，尤其是生理应激的反应。此外，塞尔耶还提出了局部适应综合征（LAS）的概念，即机体对应激原产生的局部反应，这些反应常发生在某一器官或组织，如局部的炎症、血小板聚集、组织修复等。

无论 GAS 还是 LAS，塞尔耶认为都可以分为 3 个独立的阶段。

（一）警报反应期

这是应激原作用于身体的直接反应。应激原作用于人体，开始抵抗力下降，如果应激原过强，可致抵抗力进一步下降而引起死亡。但绝大多数情况下，机体开始防御，如激活体内复杂的神经内分泌系统功能，使抵抗水平上升，并常常高于机体正常抵抗水平。

（二）抵抗期

若应激原仍然存在，机体将保持高于正常的抵抗水平与应激原抗衡。此时机体也处于对应激适应的阶段。当机体成功地适应了应激之后，GAS 将在此期结束，机体的抵抗力也将由原有的水平有所提高。相反则由此期进入衰竭期。

（三）衰竭期

发生在应激原强烈或长期存在时，机体所有的适应性资源和能力被耗失殆尽，抵抗水平下降。表现为体重减轻，肾上腺增大，随后衰竭，淋巴结增大，淋巴系统功能紊乱，激素分泌先增加后降低。这时若没有外部力量如治疗、护理的帮助，机体将产生疾病甚至死亡。

由此可见，为防止应激原作用于机体产生衰竭期的后果，运用内部或外部力量及时去除应激原，调整应激原的作用强度，保护和提高机体的抵抗水平是非常重要的。

塞尔耶认为，不仅 GAS 分为以上三期，LAS 也具有这样三期的特点，只是当 LAS 的衰竭期发生时，全身适应综合征的反应将开始被激活和唤起。

三、适应与应对

（一）适应

适应是指应激原作用于机体后，机体为保持内环境的平衡而做出改变的过程。适应是生物体区别于非生物体的特征之一，而人类的适应又比其他生物更为复杂。适应是生物体调整自己以适应环境的能力，或促使生物体更能适于生存的一个过程。适应性是生命的最卓越特性，是内环境平衡和对抗应激的基础。

（二）应对

应对即个体对抗应激原的手段。它具有两方面的功能：一个是改变个体行为或环境条件来对抗应激原，另一个是通过调节自身的情绪情感并维持内环境的稳定。

（三）适应的层次

人的适应层次不同于其他生物体，除生理层次的适应外，还有心理、社会文化、知识技术层次的适应。

1. 生理层次

生理适应是指发生在体内的代偿性变化。如一个从事脑力劳动的人进行跑步锻炼，开始会感到肌肉酸痛、心跳加快，但坚持一段时间后，这些感觉就会逐渐消失，这是由于体内的器官慢慢地增加了强度和功效，适应了跑步对身体所增加的需求。

2. 心理层次

心理适应是指当人们经受心理应激时，如何调整自己的态度去认识情况和处理情况。如癌症患者平静接受自己的病情，并积极配合治疗。

3. 社会文化层次

社会适应是调整个人的行为，使之与各种不同群体，如家庭、专业集体、社会集团等的信念、习俗及规范相协调，如遵守家规、校规、院规。

4. 知识技术层次

知识技术是指对日常生活或工作中涉及的知识及使用的设备、技术的适应。例如计算机时代年轻人应学会使用计算机，护士能够掌握使用先进监护设备、护理技术的方法等。

（四）适应的特性

所有的适应机制，无论是生理的、心理的、文化的或技术的，都有共同特性。

（1）所有的适应机制都是为了维持最佳的身心状态，即内环境的平衡和稳定。

（2）适应是一种全身性的反应过程，可同时包括生理、心理、社会文化甚至技术各个层次。如护理专业的学生在病房实习时，不仅要有充足的体力和心理上的准备，还应掌握足够的专业知识和操作技能，遵守医院、病房的规章制度，并与医师、护士、患者和其他同学做好沟通工作。

（3）适应是有一定限度的，这个限度是由个体的遗传因素、身体条件、才智及情绪的稳定性决定的。如人对冷热不可能无限制地耐受。

（4）适应与时间有关，应激来得越突然，个体越难以适应；相反，时间越充分，个体越有可能调动更多的应对资源抵抗应激原，适应得就越好。如急性失血时，易发生休克，而慢性失血则可以适应，一般不发生休克。

（5）适应能力有个体差异，这与个人的性格、素质、经历、防卫机能的使用有关。比较灵活和有经验的人，能及时对应激原做出反应，也会应用多种防卫机制，因而比较容易适应环境而生存。

（6）适应机能本身也具有应激性。如许多药物在帮助个体对付原有疾病时，药物产生的不良反应又成为新的应激原给个体带来危害。

（五）应对方式

面对应激原个体所使用的应对方式、策略或技巧是多种多样的。常用的应对方式如下。

1. 去除应激原

避免机体与应激原的接触，如避免食用引起变态反应的食物，远离过热、过吵及不良气味的地方等。

2. 增加对应激的抵抗力

适当的营养、运动、休息、睡眠，戒烟、戒酒，接受免疫接种，定期做疾病筛查等，以便更有效地抵抗应激原。

3. 运用心理防卫机能

心理上的防卫能力取决于过去的经验、所受的教育、社会支持系统、智力水平、生活方式、经济状况以及出现焦虑的倾向等。此外坚强度也应作为对抗应激原的一种人格特征。因为一个坚强而刻苦耐劳的人相信：人生是有意义的；人可以影响环境；变化是一种挑战。这种人在任何困境下都能知难而进，尽快适应。人的一生都在学习新的应对方法，以对抗和征服应激原。

4. 采用缓解紧张的方法

缓解紧张的方法包括：①身体运动，可使注意力从担心的事情上分散开来而减轻焦虑；②按摩；③松弛术；④幽默等方法。

5. 寻求支持系统的帮助

一个人的支持系统是由那些能给予他物质上或精神上帮助的人组成的，常包括其家人、朋友、同事、邻居等，此外，曾有过与其相似经历并很好应对过的人，也是支持系统中的重要成员。当个体处于应激状态时，非常需要有人与他一起分担困难和忧愁，共同讨论解决问题的良策，支持系统在对应激的抵抗中起到了强有力的缓冲剂的作用。

6. 寻求专业性帮助

专业性帮助包括医师、护士、理疗师、心理医师等专业人员的帮助。人一旦患有身心疾病，就必须及时寻找医护人员的帮助。由医护人员提供针对性的治疗和护理，如药物治疗、心理治疗、物理疗法等，并给予必要的健康咨询和指导来提高患者的应对能力，以利于疾病的痊愈。

四、应激与适应在护理中的应用

应激原作用于个体，使其处于应激状态时，个体会选择和采取一系列的应对方法对应激进行适应。若适应成功则机体达到内环境的平衡；适应失败，会导致机体产生疾病。为帮助患者提高应对能力，维持身心平衡，护理人员应协助住院患者减轻应激反应，措施有：①评估患者所受应激的程度、持续时间、过去个体应激的经验等；②分析患者的具体情况，协助患者找出应激原；③安排适宜的住院环境，减少不良环境因素对患者的影响；④协助患者适应实际的健康状况，应对可能出现的心理问题；⑤协助患者建立良好的人际关系，并与家属合作减轻患者的陌生、孤独感。

第二章

护理程序

第一节　概述

一、护理程序的概念与发展史

程序是指一系列朝向某个特定目标的步骤或行动。护理程序即护士在为护理的对象提供护理照顾时所应用的工作程序，是一种系统性解决问题的方法。1955年，美国护理学家莉迪亚·海尔首先提出了"护理程序"一词，她认为护理工作应按照一定的程序进行。之后约翰逊、奥兰多等专家对护理程序进行进一步阐述，并提出护理程序的3步骤模式。至1967年，护理程序发展为4个步骤，即评估、计划、实施、评价。1973年北美护理诊断协会成立，许多专家认为护理诊断应作为护理程序的一个独立步骤，由此，护理程序发展为目前的5个步骤，即评估、诊断、计划、实施、评价。

二、护理程序的基本过程及相互关系

护理程序由评估、护理诊断、计划、实施和评价5个步骤组成，是一个动态的、循环往复的过程，这5个步骤又是相互联系、相互促进和相互影响的。

（一）评估

评估是护理程序的第一步，是采取各种方法和途径收集与护理对象的健康相关的资料，包括护理对象过去和现在的生理、心理、社会等方面的资料，并对资料进行分析和整理。

（二）护理诊断

对通过评估获得的资料进行分类，经过综合分析，确认护理对象存在的问题，即确定护理诊断。

（三）计划

根据护理诊断拟订相应的预期护理目标，制订护理措施，并将其以规范的形式书写出来。

（四）实施

实施是将护理计划落实于具体的护理活动的过程。

（五）评价

根据护理活动后产生的护理效果，对照预期目标进行判断，确定目标达到的程度。

第二节　护理程序的步骤

一、评估

评估是指有组织地、系统地收集资料并对资料的价值进行判断的过程。评估是护理程序的第一步，也是护理程序的最基本步骤和非常关键的步骤，是做好护理诊断和护理计划的先决条件。收集到的资料是否全面、准确将直接影响护理程序的其他步骤。因此，评估是护理程序的基础。

（一）收集资料

1. 资料的分类

根据资料来源的主客体关系，护理评估所涉及的资料可分为主观资料和客观资料两类。主观资料是指源于护理对象的主观感觉、经历和思考而得来的资料。如患者主诉："我头晕、头痛""我感觉不舒服""我一定得了不治之症"等。客观资料是指通过观察、体格检查或各种辅助检查而获得的资料，如"患者体温 39℃，寒战""患者双下肢可凹性水肿"等。

2. 资料的来源

（1）护理对象本人。

（2）患者的家庭成员或与护理对象关系密切的人　如配偶、子女、朋友、邻居等。

（3）其他健康保健人员　如医生、护士、营养师等人员。

（4）既往的病历、检查记录　通过对既往健康资料的回顾，及时了解护理对象病情动态变化的信息。

（5）文献资料　通过检索有关医学护理学的各种文献，为基础资料提供可参考的信息。

3. 资料的内容

收集的资料不仅涉及护理对象的身体情况，还应包括心理、社会、文化、经济等方面。

（1）一般资料　包括姓名、性别、年龄、民族、职业、婚姻状况、受教育水平、家庭住址、联系人等。

（2）现在健康状况　包括此次发病情况、目前主要不适的主诉及目前的饮食、营养、排泄、睡眠、自理活动等日常生活形态。

（3）既往健康状况　包括既往患病史、创伤史、手术史、过敏史、既往日常生活形态、烟酒嗜好，护理对象为女性时还应包括月经史和婚育史等。

（4）家族史　家庭成员是否有与护理对象类似的疾病或家族遗传病史。

（5）护理体检的检查结果。

（6）实验室及其他检查结果。

（7）护理对象的心理状况　包括对疾病的认识和态度，康复的信心，病后精神、行为及情绪的变化，护理对象的人格类型、对应激事件的应对能力等。

（8）社会文化情况　包括职业及工作情况、目前享受的医疗保健待遇、经济状况、家庭成员对疾病的态度和对疾病的了解、社会支持系统状况等。

4. 收集资料的方法

（1）交谈法　护理评估中的交谈是一种有目的、有计划的交流或谈话。通过交谈，一方面可以获得有关护理对象的资料和信息，另一方面可以促进护患关系的发展，有利于治疗与护理工作的顺利进行，还可以使护理对象获得有关病情、检查、治疗、康复的信息。

（2）观察法　运用感官获得有关信息的方法。通过观察可以获得有关护理对象的生理、心理、社会、文化等多方面的信息。

（3）身体评估　是指护士通过视、触、叩、听等体格检查技术，对护理对象的生命体征及各个系统进行全面检查，收集有关护理对象身体状况方面的资料。

（4）查阅　指通过查阅医疗病历、护理病历、各种实验室及其他辅助检查结果，获取有关护理对象的资料。

（二）整理资料

1. 资料的核实

（1）核实主观资料　主观资料常常来源于护理对象的主观感受，因此，难免会出现一定的偏差，如患者自觉发热，而测试体温时却显示正常。核实主观资料不是对护理对象不信任，而是核实主、客观资料相符与否。

（2）澄清含糊的资料　如果在资料的收集整理过程中发现有些资料内容不够完整或不够确切时，应进一步进行取证和补充。

2. 资料分类

（1）按马斯洛的需要层次理论分类　将收集到的各种资料按照马斯洛的五个需要层次进行分类，分别对应于生理需要、安全需要、爱与归属需要、尊敬与被尊敬需要和自我实现的需要。

（2）按人类反应形态分类　北美护理诊断协会（NANDA）将所有护理诊断按9种形态分类，即交换、沟通、关系、赋予价值、选择、移动、感知、认识、感觉/情感。收集到的资料可以按此方法进行分类。

（3）功能性健康形态分类　麦乔琳·高登将人类的功能分为11种形态，即：健康感知-健康管理形态；营养-代谢形态；排泄形态；活动-运动形态；睡眠-休息形态；认知-感知形态；自我认识-自我概念形态；角色-关系形态；性-生殖形态；应对-应激耐受形态；价值-信念形态。此分类方法通俗易懂，便于临床护士掌握，应用较为广泛。

（三）分析资料

1. 找出异常所在

分析资料时应首先将收集到的资料与正常资料进行对照，发掘其中的差异，这是进行护理诊断的关键性的前提条件。因此，需要护理人员能熟练运用医学、护理学及人文科学知识，具备进行综合分析判断的能力。

2. 找出相关因素和危险因素

通过对资料的分析比较后，能够发现异常所在，但这只是对资料的初步分析，更重要的是要对引起异常的原因进行进一步判断，找出导致异常的相关因素和危险因素，为后期进行护理计划的制订提供依据。

（四）资料的记录

资料的记录格式可以根据资料的分类方法不同和各地区的特点自行设计。但资料的记录应遵循以下几个原则。

（1）资料要客观地反映事实情况，实事求是，不能带有主观判断和结论。

（2）资料的记录要完整，并遵循一定的书写格式。

（3）要正确使用医学术语进行资料的记录。

（4）语言简明扼要，字迹清楚。

二、护理诊断

根据收集到的资料进行护理诊断是护理程序的第二步，也是专业性较强，具有护理特色的重要一步。护理诊断一词源于20世纪50年代，弗吉尼娅·弗赖伊首先在其论著中提出。1973年，美国护士协会正式将护理诊断纳入护理程序。NANDA对护理诊断的发展起了重要的推动作用。目前使用的护理诊断定义就是1990年NANDA提出并通过的定义。

（一）护理诊断的定义

护理诊断是关于个人、家庭、社区对现存的或潜在的健康问题或生命过程的反应的一种临床判断，是护士为达到预期结果选择护理措施的基础，这些预期结果是由护士负责的。

（二）护理诊断的组成

NANDA 的每个护理诊断均由名称、定义、诊断依据和相关因素四部分组成。

1. 名称

名称是对护理对象健康状态或疾病的反应的概括性描述，一般可用改变、减少、缺乏、缺陷、不足、过多、增加、功能障碍、受伤、损伤、无效或低效等特定术语来描述健康问题，但不能说明变化的程度。根据护理诊断名称的判断，可将护理诊断分为 3 类。

（1）现存的　是对个人、家庭或社区的健康状况或生命过程的反应的描述。如"体温过高""焦虑""疼痛"等。

（2）有……危险的　是对一些易感的个人、家庭或社区对健康状况或生命过程可能出现的反应的描述。此类反应目前尚未发生，但如不及时采取有效的护理措施，则可能出现影响健康的问题。因此，要求护士要有预见性，能够预测到可能出现的护理问题。如长期卧床的患者存在"有皮肤完整性受损的危险"，移植手术后的患者"有感染的危险"等。

（3）健康的　是对个人、家庭或社区具有加强健康以达到更高水平健康潜能的描述。健康是生理、心理、社会各方面的完好状态，护理工作的任务之一是促进健康。健康的护理诊断是护士为健康人群提供护理时可以使用的护理诊断。如"执行治疗方案有效"等。

2. 定义

定义是对护理诊断的一种清晰、准确的描述，并以此与其他护理诊断相区别。每个护理诊断都有其特征性的定义。如"便秘"是指"个体处于一种正常排便习惯发生改变的状态，其特征为排便次数减少和（或）排出干、硬便"。

3. 诊断依据

诊断依据是做出该诊断的临床判断标准。诊断依据常常是患者所应具有的一组症状和体征以及有关病史，也可以是危险因素。诊断依据有三种，第一种称"必要依据"，即做出某一护理诊断时必须具备的依据；第二种称"主要依据"，即做出某一诊断时通常需要存在的依据；第三种称"次要依据"，即对做出某一诊断有支持作用，但不一定每次做出该诊断时都存在的依据。三种依据的划分不是随意的，而是通过严谨的科研加以证实的。

4. 相关因素

相关因素是指促成护理诊断成立和维持的原因或情境。相关因素包括以下几个方面。

（1）生理方面指与患者的身体或生理有关的因素。

（2）心理方面指与患者的心理状况有关的因素。

（3）治疗方面指与治疗措施有关的因素。

（4）情境方面即涉及环境、有关人员、生活经历、生活习惯、角色等方面的因素。

（5）成长发展方面指与年龄相关的认知、生理、心理、社会情感的发展状况，比单纯年龄因素所包含的内容更广。

（三）护理诊断的陈述方式

护理诊断的陈述包括 3 个要素，即问题（P）、原因（E）、症状与体征（S）。主要有以下 3 种陈述方式。

1. 三部分陈述

具有 P、E、S 三个部分，即 PES 公式，多用于现存的护理诊断。

2. 两部分陈述

只有护理诊断名称和相关因素，而无临床表现，即 PE 公式，多用于"有……危险"的护理诊断。

3. 一部分陈述

只有 P 这种陈述方式，用于健康的护理诊断。

（四）医疗诊断与护理诊断的区别

1. 使用人员不同

医疗诊断是医生使用的名词，用于确定一个具体疾病或病理状态。护理诊断是护士使用的名词，是对个体、家庭或社区的现存的、潜在的健康问题或生命过程反应的一种临床判断。

2. 研究重点不同

医疗诊断侧重于对患者的健康状态及疾病的本质作出判断，特别是对疾病做出病因诊断、病理解剖诊断和病理生理诊断。护理诊断侧重于对患者现存的或潜在的健康问题或疾病反应作出判断。

3. 诊断数目不同

每个患者的医疗诊断数目较少，且在疾病发展过程中相对稳定，护理诊断数目常较多，并随患者反应不同而发生变化。

4. 解决问题的方法不同

医疗诊断做出后需通过用药、手术等医疗方法解决；而护理诊断是通过护理措施解决健康问题。

5. 适用对象不同

医疗诊断只适于个体情况，而护理诊断既适于个体，又适于家庭和社区人群。

（五）护理诊断与合作性问题的区别

对护理诊断，护士需要做出一定的处理以求达到预期的结果，是护士独立采取措施可以解决的问题；而合作性问题是护士需要与其他健康保健人员，尤其是与医生共同合作解决的问题。对于合作性问题，护理的措施较为单一，重点在于监测潜在并发症的发生。

（六）护理诊断的有关注意事项

（1）护理诊断的名称应使用 NANDA 认可的护理诊断名称，不允许随意编造。

（2）应用统一的书写格式，如相关因素的陈述，应统一使用"与……有关"的格式。再如，有关"知识缺乏"的护理诊断陈述格式应为"知识缺乏：缺乏……方面的知识"。

（3）陈述护理诊断时，应避免将临床表现误认为是相关因素。如"疼痛：胸痛与心绞痛有关"的陈述是错误的，正确陈述应为"疼痛：胸痛与心肌缺血缺氧有关"。

（4）贯彻整体护理观念，护理诊断应涉及患者的生理、心理、社会各个方面。

（5）避免价值判断，如"卫生自理缺陷与懒惰有关""知识缺乏与智商低有关"等。

三、护理计划

制订护理计划是护理程序的第三步。当对患者进行全面的评估和分析、做出护理诊断后，应根据患者的具体问题制订和书写护理计划。护理计划的制订体现了护理工作的有组织性和科学性。

（一）排列护理诊断的优先次序

当患者有多个护理诊断时需要对这些护理诊断进行排序，以便统筹安排护理工作。排序时要考虑护理诊断的紧迫性和重要性，把对患者生命和健康威胁最大的问题放在首位，其他的诊断依次排列。在优先顺序上将护理诊断分为以下 3 类。

1. 首要问题

首要问题是指会威胁患者生命、需要及时行动解决的问题。

2. 中优问题

中优问题是指虽不直接威胁患者生命，但也能造成身体上的不健康或情绪上变化的问题。

3. 次优问题

次优问题是指与患者此次发病关系不大，不属于此次发病反应的问题。这些问题并非不重要，只是在安排护理工作时可以稍后考虑。

护理诊断的排序，并不意味着只有前一个护理诊断完全解决才进行下一个护理诊断，而是护理人员可以同时解决几个护理问题，只是把重点放在需要优先解决的问题上。

（二）制订护理目标

护理目标是指患者在接受护理后，期望其能达到的健康状态，即最理想的护理效果。

1. 护理目标的陈述方式

（1）主语　指护理对象，是患者也可以是患者的生理功能或患者机体的一部分。

（2）谓语　行为动词，指患者将要完成的内容。

（3）行为标准　护理对象行为要达到的程度。

（4）条件状语　指主语完成某行动时所处的条件状况。

（5）时间状语　指护理对象在何时达到目标中陈述的结果。

2. 护理目标的种类

（1）长期目标　指需要相对较长的时间才能实现的目标。

（2）短期目标　指在相对较短的时间内（几小时或几天）要达到的目标。

长期目标和短期目标在时间上没有明确的分界，有些诊断可能只有短期目标或长期目标，有些则可能同时具有长、短期目标。

3. 制订护理目标时应注意的问题

（1）目标主语一定是患者，而不是护士。

（2）一个目标中只能出现一个行为动词，否则评价时无法判断目标是否实现。

（3）目标应是可测量的、可评价的，其行为标准应尽量具体。

（4）目标应是护理范畴内的，且可通过护理措施实现的。

（5）目标应具有现实性、可行性，要在患者能力可及的范围内。

（三）制订护理措施

护理措施是帮助护理人员为达到预期目标所采取的具体方法。护理措施的制订是建立在护理诊断所陈述的相关因素基础上，结合护理评估所获得的护理对象的具体情况，运用知识和经验做出决策的过程。

1. 护理措施的类型

（1）依赖性的护理措施　即来自医嘱的护理措施，如遵医嘱给药等。

（2）相互依赖的护理措施　是护士与其他健康保健人员相互合作采取的行动。如护士与营养师等共同协商患者的营养补充方案，以纠正患者出现的"营养失调、低于机体需要量问题"。

（3）独立的护理措施　指不依赖于医生的医嘱，护士能够独立提出和采取的护理措施。如护士通过音乐疗法或放松疗法缓解患者的疼痛等问题。在临床护理工作中，护理人员独立的护理措施很多，除一些常规的独立护理措施外，需要护士勤于思考和创新，用科学的方法探讨更多有效果的独立护理措施。

2. 制订护理措施的注意事项

（1）措施必须与目标相一致，即护理措施应是能实现护理目标的具体护理活动。

（2）护理措施应具有可行性，应结合患者、工作人员和医院等的具体情况制订。

（3）护理措施的制订要以保障患者的安全为前提，要符合伦理道德要求。

（4）护理措施应与其他医务人员的健康服务活动相协调。

（5）护理措施应以科学理论为指导，每项护理措施都应有依据。

（6）护理措施应具体而易于执行。

（四）验证护理计划

护理计划的制订过程中，尤其在实施之前，应对计划的具体内容不断进行验证，以确保措施的安全有效，且符合患者的具体情况。护理计划的验证可由制订者自己验证，也可由其他健康保健人员协助进行。只有护理计划经过反复验证，确保护理措施适合患者情况时，才可进入实施阶段。

（五）书写护理计划

护理计划制订后应作为一种医疗护理文件执行和保存。因此，其书写应符合医疗护理文件书写的基本要求，以确保其能在医务人员之间相互沟通，促进教学、科研进程，提供护理质量检查依据，并具有法律效力。

四、实施

实施是护理程序的第四步，是执行护理计划中各项措施的过程。通过实施可以解决护理问题，并可以验证护理措施是否切实可行。实施应发生于护理计划之后，包括实施前准备、实施中以及实施后记录这三个部分。

（一）实施前准备

要求护士在实施之前要考虑与实施有关的以下几个问题。

1. 做什么

在实施前应全面回顾制订好的护理计划，并且需对护理计划的内容进行进一步的整理和组织，使之得到统筹兼顾和有秩序地进行。

2. 谁去做

确定哪些护理措施应由护士自己做，哪些应由辅助护士做，哪些需要指导患者或其家属参与完成以及哪些需与其他健康保健人员共同完成等。

3. 怎么做

怎么做即实施时应采用何种技术或技巧，如何按护理计划实施等。还应考虑到实施过程可能出现的问题及解决方法。

4. 何时做

根据患者的具体情况、健康状态选择最佳的执行护理措施的时间。

（二）实施中

此阶段是护士综合运用专业理论知识、操作技术、病情观察能力、语言表达能力、沟通技巧、协调管理能力及应变能力等执行护理计划的过程。这一阶段不仅可以解决患者的护理问题，也同时培养和提高了护士的综合素质和能力。在实施的同时，护士对患者的病情及对疾病的反应进行评估，并对护理照顾的效果进行评价，因此，实施阶段还是评估和评价的过程。

（三）实施后记录

实施护理计划后，护士应对执行护理计划的过程及过程中遇到的问题进行记录。其意义在于：可以作为护理工作的阶段性的总结；利于其他医护人员了解实施护理计划的全过程；为今后的护理工作提供经验性资料；并且可以作为护理质量评价的内容。

五、评价

评价是指患者的健康状态与护理计划中预定目标进行比较并作出判断的过程，即对护理效果的鉴定。评价是护理程序的最后一步，但并不意味着护理程序的结束，通过发现新问题，做出新的护理诊断和计划，或对既往的方案进行修改、补充等，使护理程序可以循环往复地进行下去。

（一）护理评价内容

（1）护理全部过程的评价　包括对收集资料、护理诊断、护理目标、护理措施等的评价。

（2）护理效果评价　评价患者目前的健康状况是否达到预期的目标。

（二）护理评价的步骤

1. 制订评价标准

护理计划中制订的护理目标常常作为评价护理效果的标准。

2. 收集资料

收集有关患者目前健康状态的主观与客观资料。

3. 评价目标是否实现

目标的实现程度可有三种情况：①目标完全实现；②目标部分实现；③目标未实现。

4. 分析原因

针对目标部分实现或未实现可以从以下方面进行分析。

（1）护理评估阶段收集的资料是否全面、确切。

（2）护理诊断是否正确。

（3）护理目标是否可行。

（4）护理措施是否得当。

（5）患者是否配合。

（6）是否出现了新的护理问题。

5. 重审护理计划

经过护理评价后及时发现问题，需对护理计划进行调整，具体包括以下几点。

（1）停止　对既已达到预期目标的护理诊断，说明其护理问题已经得到解决，应及时将护理诊断停止，同时其相应的护理措施亦应停止。

（2）修订　通过护理计划的实施，护理目标部分实现或未实现时，应查找原因，然后对护理计划进行合理的修改。

（3）删除　对根本不存在或判断错误的护理诊断应尽快删除。

（4）增加　对未发现或新近出现的护理问题应及时加以补充。

第三节　护理病历的书写

运用护理程序护理患者，要求有系统完整、能反映护理全部过程和护理效果的记录，包括有关患者的资料、护理诊断、护理目标、护理计划及效果评价，这些构成护理病历。其书写应按照医疗护理文件的书写要求进行，包括记录内容详细完整、突出重点、主次分明、符合逻辑、文字清晰及正确应用医学术语等。

一、护理评估单

护理评估单是护理人员对护理对象进行评估后将收集的资料进行整理、概括而形成的规范化的医疗护理文件。护理评估单应将评估资料系统完整地记录出来，据此提出护理诊断。

（一）护理评估单的种类

（1）入院护理评估单　护理人员对于新入院的患者进行的护理评估记录。

（2）住院护理评估表　患者住院后根据患者的情况随时进行护理评估的记录。

（二）入院护理评估单的主要内容

目前国内常用的护理评估单主要是以人的需求理论为框架设计的评估表，其内容主要包括：①患者的一般情况；②简要病史；③心理状态与社会支持系统情况；④护理体检；⑤主要的护理诊断/问题。

（三）护理评估单的记录方式

（1）将护理评估内容按照一定的顺序直接书写记录。

（2）在标准的护理评估单上进行选项，并在个性化资料栏内进行特殊资料的记录。

（四）在记录中的注意事项

（1）反映客观事实，不可存在任何主观偏见。

（2）从患者及其家属处取得的主观资料要用引号括明。

（3）避免难以确定的用词，如"尚可""稍差""尚好"等字眼。

（4）除必须了解的共性项目外，还应根据护理对象的情况进一步收集资料，以求收集个性化的护理评估资料。

二、护理诊断/问题项目单

护理诊断/问题项目单用于对患者评估后，将确定的护理诊断按优先次序排序于表2-1，便于护理人员清晰掌握及随时增加新出现的或删除已不存在的护理诊断。

表2-1　护理诊断/问题项目单

姓名：		病室：		床号：		住院号：	
开始日期	时间	序号	护理诊断/问题	签名	停止日期时间	签名

三、护理计划单

护理计划的书写，目前尚无统一的格式要求，但书写一般的护理计划都包括护理诊断、护理目标、护理措施和护理评价四项（见表2-2）。有的医院还有诊断依据和护理措施依据等。目前临床上有三种护理计划的书写方法。

表 2-2 护理计划单

姓名：	病室：		床号：	住院号：	
日期	护理诊断		护理目标	护理措施	护理评价

（1）将护理诊断、目标、措施、评价等直接书写在预制的空白表格内。此种方法的优点是可以充分结合患者的个体化特点制订适合的护理措施。但其缺点是护士需花费较多时间进行书写，且对于专业知识和经验不足的护士不易掌握。

（2）标准化护理计划　事先根据护理对象的共同护理需要制订好标准护理计划，并印制成护理计划表格，结合具体患者的实际情况在表格内对护理诊断、目标、措施等进行选择和补充。其优点是减少了书写护理病历的时间，有利于集中更多时间做好患者的临床护理。缺点是常忽视患者的个体性。

（3）计算机化护理计划　计算机化护理计划是将标准化护理计划存入计算机存储器中，护士在计算机终端可以根据护理评估结果自动进行护理诊断，并可结合患者的具体情况，随时调阅和选择标准化护理计划中的可选项目，制订适合的个体化护理计划。其优点是方便、快捷、页面整洁，并易于修改和补充。缺点是需要计算机资源投入，在一些地区暂时还不能广泛推广应用。

四、护理健康教育计划与出院指导

（一）健康教育计划内容

（1）疾病的诱发因素、发生与发展过程。
（2）可采取的治疗护理方案。
（3）有关检查的目的与注意事项。
（4）饮食与活动的注意事项。
（5）疾病的预防与康复措施。

（二）出院指导

其内容主要为患者出院后活动、饮食、服药、其他治疗、自我保健、护理、复诊时间等给予指导。

第三章

消化系统疾病患者的护理

第一节　消化系统常见症状及体征的护理

一、消化系统的组成

消化系统由消化管、消化腺以及腹膜、肠系膜、网膜等脏器组成。消化管包括口腔、咽、食管、胃、小肠和大肠等部分，消化腺包括唾液腺、胃腺、肠腺、肝脏和胰腺等。消化系统的主要功能是摄取和消化食物、吸收营养和排泄废物。

（一）食管

食管是连接咽和胃的通道，全长约 25cm。食管的功能是把食物和唾液等运送到胃内。食管壁由黏膜、黏膜下层和肌层组成，没有浆膜层，故食管病变易扩散至纵隔。

（二）胃

胃分为贲门部、胃底、胃体和幽门部四部分。上端与食管相接处为贲门，下端与十二指肠相接处为幽门。胃壁由黏膜层、黏膜下层、肌层和浆膜层组成。胃的主要功能为暂时储存食物，通过胃蠕动将食物与胃液充分混合，以便形成食糜，并促使胃内容物进入十二指肠。幽门括约肌的功能是控制胃内容物进入十二指肠的速度，并阻止十二指肠内容物反流入胃。

（三）小肠

小肠由十二指肠、空肠和回肠构成。十二指肠始于幽门，全长约 25cm，呈 C 形弯曲并包绕胰头。十二指肠共分为球部、降部、横部、升部 4 段。球部是消化性溃疡好发处，升部与空肠连接，连接处被屈氏韧带固定，此处为上、下消化道的分界处。空肠长约 2.4m，回肠长约 3.6m，其间无明显分界。小肠的主要功能是消化和吸收。

（四）大肠

大肠包括盲肠及阑尾、结肠、直肠三部分，全长约 1.5m。大肠的主要功能是吸收水分和盐类，并为消化后的食物残渣提供暂时的储存场所。

（五）肝胆

肝是人体内最大的腺体器官，由门静脉和肝动脉双重供血，血流量约为 1500mL/min，占心排血量的 1/4。肝脏的主要功能有：①物质代谢，肝功能减退时可出现低清蛋白血症和凝血酶原时间延长；②解毒作用；③生成胆汁。

胆道系统开始于肝细胞间的毛细胆管，毛细胆管集合成小叶间胆管，然后汇合成左右肝管自肝门出肝。左右肝管出肝后汇合成肝总管，并与胆囊管汇合成胆总管，开口于十二指肠乳头。胆汁经由胆道系统运输和排泄至十二指肠，胆囊的作用是浓缩胆汁和调节胆流。

（六）胰腺

胰腺为腹膜后器官，腺体狭长，分头、体、尾三部分。胰腺具有外分泌和内分泌两种功能。胰的外分泌结构为腺泡细胞和小的导管管壁细胞，分泌胰液。胰液中含有多种消化酶，消化食物中的淀粉、脂肪和蛋白质。当胰液分泌不足时，食物中的脂肪和蛋白质吸收受到影响。若因梗阻等因素导致胰液不能正常进入消化道，使各种消化酶逸出胰管，引起自身消化，导致胰腺炎。

胰腺的内分泌结构为散在胰腺组织中的胰岛。胰岛中重要的细胞及其功能有：①α细胞，分泌胰高血糖素，其主要作用是促进糖原分解和葡萄糖异生，使血糖升高；②β细胞，分泌胰岛素。胰岛素分泌不足时，血糖浓度升高，当超过肾糖阈时，大量的糖从尿中排出，发生糖尿病。

二、消化系统常见症状和体征的护理

消化系统疾病常见的症状和体征有恶心、呕吐、腹痛、腹泻、黄疸等。

（一）恶心、呕吐

恶心与呕吐是消化系统常见症状。恶心是上腹部不适，紧迫欲吐的感觉，常为呕吐的前驱症状，也可单独出现；呕吐是通过胃的强烈收缩迫使胃或小肠内容物经食管、口腔排出的现象。

导致恶心与呕吐发生的原因有：①胃十二指肠疾病，如急性和慢性胃炎、消化性溃疡、幽门梗阻等；②肝胆胰疾病，见于急性肝炎、肝硬化、胰腺炎或急性和慢性胆囊炎等；③肠道疾病，如肠梗阻、急性阑尾炎、腹型过敏性紫癜等；④神经性呕吐，如功能性消化不良、神经性厌食等。

1. 护理评估

（1）健康史　恶心与呕吐发生的时间、频率、原因或诱因，与进食的关系；呕吐的特点及呕吐物的性状、量；呕吐伴随的症状，如是否伴有腹痛、腹泻、发热、头痛眩晕等。患者的精神状态，有无疲乏无力，有无焦虑、抑郁，呕吐是否与精神因素有关。

（2）临床表现

① 全身情况　生命体征、神志、营养状况，有无脱水表现。

② 腹部检查　腹部外形，有无膨隆或凹陷；有无胃形、肠形及蠕动波；有无腹壁

静脉显露及其分布与血流方向。肠鸣音是否正常。腹壁紧张度，有无腹肌紧张、压痛、反跳痛，其部位、程度；肝脾是否肿大，其大小、硬度和表面情况；有无腹块，有无振水音、移动性浊音。

（3）辅助检查　血、尿、粪常规，呕吐量大者做血液生化检查，了解电解质、酸碱平衡有关指标。必要时作呕吐物毒物分析或细菌培养等检查。也可根据病情选择性地作肝、肾功能检测、X线、超声波、内镜等检查。

（4）心理、社会状况　患者因长期、频繁或剧烈呕吐常出现紧张、焦虑、恐惧等，不良心理反应又可使症状加重。

2. 护理诊断

（1）有体液不足的危险　与剧烈、频繁呕吐有关。

（2）营养失调低于机体需要量　与长期反复呕吐、食物摄入量不足有关。

（3）焦虑　与长期、频繁或剧烈呕吐有关。

（4）潜在并发症　如低钾血症、代谢性碱中毒、吸入性肺炎、窒息等。

3. 护理目标

（1）体液保持平衡。

（2）恶心、呕吐缓解或消失。

（3）无营养不良及并发症发生。

4. 护理措施

（1）一般护理

① 生活护理　鼓励患者休息，保持环境安静、清洁。协助患者采取适宜的体位。轻者取坐位，病情重、全身衰弱或意识障碍者，取侧卧位或仰卧位，头偏向一侧，以防吸入性肺炎和窒息发生。症状缓解后逐渐增加活动量。

② 饮食护理　呕吐停止后可给予清淡、易消化饮食，少量多餐。频繁、剧烈呕吐或严重水和电解质紊乱者，遵医嘱暂禁食，静脉补液，以维持患者的营养及水、电解质、酸碱平衡。

（2）病情观察　观察呕吐的时间、方式，呕吐的次数，呕吐物的量及性状，有无呛咳及窒息表现。观察有无水、电解质及酸碱平衡紊乱。分析实验室检查结果。记录每日液体出入量。必要时留标本送检。

（3）对症护理　指导患者进行缓慢的深呼吸，减少进入胃内的气体；遵医嘱给予镇静药地西泮、解痉药阿托品或山莨菪碱、止吐剂甲氧氯普胺或多潘立酮等；呕吐后将患者口鼻腔内的呕吐物清理干净，让患者用温开水或生理盐水漱口，进行口腔护理时避免刺激舌根部、咽及上颚等部位，及时更换污染的床单、衣被，开窗通风。

（4）心理护理　告诉患者焦虑、抑郁等情绪会降低自身对恶心、呕吐的耐受力，帮助其调整身心状态，配合治疗。患者在出现呕吐时，要安慰、帮助患者。指导患者通过深呼吸、冥想、转移注意力等放松技术，缓解负面情绪，减少呕吐的发生。

5. 护理评价

（1）体液是否保持平衡。

（2）恶心、呕吐是否得到了缓解或消失。

（3）营养状况是否得到了改善。

（二）腹痛

腹痛是临床常见的症状，可表现为不同性质的疼痛或腹部不适感。多数由腹腔器官疾病所引起，但腹腔外疾病及全身性疾病也可引起。病变的性质可分为器质性和功能性。在临床上常按起病急缓、病程长短分为急性腹痛和慢性腹痛。

1. 急性腹痛诱因

（1）腹腔脏器急性炎症　如急性胃肠炎、急性胰腺炎、急性胆囊炎、急性阑尾炎等。

（2）空腔脏器阻塞或扩张　如肠梗阻、肠套叠、胆结石、胆道蛔虫等。

（3）脏器扭转或破裂　如肠扭转、卵巢囊肿蒂扭转、肝脾破裂、异位妊娠破裂等。

（4）腹膜急性炎症　如胃肠急性穿孔、胆囊破裂等。

（5）腹腔内血管阻塞　如肠系膜动脉栓塞、门静脉血栓形成等。

（6）胸腔脏器病变致牵涉性痛　如肺梗死、心绞痛、急性心肌梗死等。

（7）全身性疾病　如腹型过敏性紫癜等。

2. 慢性腹痛诱因

（1）腹腔脏器慢性炎症　如慢性胃炎、慢性胆囊炎、慢性胰腺炎、结核性腹膜炎、溃疡性结肠炎等。

（2）空腔脏器的张力变化　如胃肠痉挛等。

（3）胃、十二指肠溃疡。

（4）脏器包膜的牵张　如肝炎、肝淤血、肝脓肿、肝癌等。

（5）胃肠神经功能紊乱。

（6）中毒与代谢障碍　如慢性尿毒症、铅中毒等。

3. 护理评估

（1）健康史　腹痛发生的原因或诱因，起病急骤或缓慢、持续时间，腹痛的部位、性质和程度；腹痛与进食、活动、体位等因素的关系；腹痛发生的伴随症状，如有无恶心、呕吐、腹泻、呕血、便血、血尿、发热等；有无缓解的方法；有无精神紧张、焦虑不安等心理反应。

（2）临床表现

① 全身情况　生命体征、神志、神态、体位、营养状况，以及有关疾病的相应体征，如腹痛伴黄疸者提示与胰腺、胆系疾病有关；腹痛伴有休克者可能与腹腔脏器破

裂、急性胃肠穿孔、急性出血性坏死性胰腺炎、急性心肌梗死、肺炎等有关。

②腹部体检　见恶心、呕吐症状体检。

（3）辅助检查　可做血、尿、粪常规检查，粪便隐血试验，血、尿淀粉酶测定，血糖和血酮检查、肝肾功能，腹部 X 线、超声、CT 等检查。

（4）心理、社会状况　急性腹痛因起病急，疼痛剧烈，尤其是病因未明时，患者易产生恐惧心理；慢性腹痛因持续时间长或反复出现而影响学习、工作、生活，患者易产生焦虑、烦躁、悲观等心理。

4. 护理诊断

（1）疼痛　如腹痛与腹腔脏器或腹外脏器炎症、缺血、梗阻、溃疡、肿瘤或功能性疾病等有关。

（2）焦虑　与剧烈腹痛、反复或持续腹痛不易缓解有关。

5. 护理目标

（1）疼痛减轻或消失。

（2）情绪稳定，焦虑减轻或消失。

6. 护理措施

（1）一般护理

①生活护理　急性剧烈腹痛患者应卧床休息，加强巡视，随时了解和满足患者所需，做好生活护理。协助患者取适当体位，以减轻疼痛感并有利于休息，从而减少疲劳感和体力消耗。对躁动不安者应采取防护措施，以防坠床等意外发生。

②饮食护理　急性腹痛患者应暂禁食，遵医嘱补液维持生理需要，以防水电解质紊乱。慢性腹痛者应合理安排饮食，宜进食营养丰富、容易吸收、无刺激性的食物。

（2）病情观察　观察腹痛的性质、部位、程度、发作的时间、持续的时间及伴随症状，如果腹痛呈进行性加重或性质改变，应警惕某些并发症发生。观察生命体征的变化，如有异常要考虑腹部病变是否加重。病情恶化时应立即报告医师，及时配合抢救。

（3）对症护理　指导或教会患者分散注意力及行为疗法的方法，如深呼吸、音乐疗法等，以减轻疼痛。根据不同病因和腹痛部位，遵医嘱选择针疗穴位，以减轻疼痛。除急腹症外，对疼痛局部可用热水袋进行热敷，以解除痉挛达到止痛效果。对疼痛剧烈难以忍受者，遵医嘱使用镇痛药，并注意镇痛效果和药物不良反应；急性腹痛诊断未明时，不宜使用镇痛药，以免掩盖症状，延误病情；尽量少用麻醉性镇痛药，确需使用，疼痛缓解或消失应及时停药，以减少对药物的耐受性和依赖性。

（4）心理护理　患者可能因疼痛而产生焦虑等不良情绪，应主动和患者交流，尽量满足其需求，减轻患者的压力，使患者情绪稳定，有助于缓解疼痛。

7. 护理评价

（1）疼痛是否减轻或消失。

（2）情绪是否稳定，焦虑有无减轻或消失。

(三) 腹泻

腹泻是指排便次数多于平日习惯的频率，粪质稀薄。根据起病缓急、病程长短，可分为急性腹泻和慢性腹泻。急性者起病急，病程在 3 周内；慢性者起病缓慢，病程超过两个月。

急性腹泻常见于：①细菌、病毒、真菌等感染所引起的肠炎，溃疡性结肠炎急性发作等各种肠道疾病；②急性中毒，如食用发芽的马铃薯、有毒的蘑菇、河豚、鱼胆等；③变态反应，如鱼、虾过敏所致的过敏性肠炎；④药物，如泻药、拟胆碱药、高渗性药。

慢性腹泻可见于：①胃源性因素，如胃大部切除术后、慢性萎缩性胃炎等；②肠源性因素，如慢性菌痢、肠结核、慢性阿米巴痢疾、溃疡性结肠炎、肠道恶性肿瘤等；③胰源性因素，如慢性胰腺炎、胰腺癌等；④肝胆因素，如肝硬化、阻塞性黄疸等。⑤内分泌代谢因素，如甲状腺功能亢进症、糖尿病等；⑥其他，某些药物（如利血平、消胆胺、某些抗肿瘤药、抗生素等）可导致慢性腹泻。

1. 护理评估

（1）健康史　腹泻发生的时间、起病原因或诱因、病程长短；粪便的性状、气味和颜色，排便的次数和量；有无腹痛及疼痛的部位，有无里急后重、恶心、呕吐、发热等伴随症状；有无口渴、疲乏无力等提示失水的表现；有无精神紧张、焦虑不安等心理因素。

（2）临床表现

急性严重腹泻时，注意观察患者的生命体征、神志、尿量、皮肤弹性等。慢性腹泻时应注意患者的营养状况，有无消瘦、贫血的体征。

① 腹部体检　见恶心、呕吐症状体检。

② 肛周皮肤　有无因排便频繁及粪便刺激，引起肛周皮肤糜烂。

（3）辅助检查　大便常规检查，必要时作细菌学检查。严重腹泻者检查血清电解质及酸碱平衡指标，慢性者选择性地作 X 线钡剂胃肠摄影、超声及纤维结肠镜等检查。

（4）心理、社会状况　急性腹泻常因起病急，粪便性状改变明显，加之患者没有心理准备，易产生紧张不安心理；慢性者因经久不愈，担忧预后，易产生抑郁、焦虑等。

2. 护理诊断

（1）腹泻与肠道疾病或全身性疾病有关。

（2）有体液不足的危险与严重腹泻引起的失水有关。

3. 护理目标

（1）排便次数减少，粪便性状恢复正常。

（2）营养状况得到有效改善。

（3）肛周皮肤完好无损。

4. 护理措施

（1）一般护理

① 生活护理　轻症、慢性腹泻患者在保证休息的前提下适当活动，功能性腹泻者应鼓励其加强锻炼，以促进神经功能的恢复。急重症者应卧床休息，温水擦洗肛周，保持局部清洁干燥，涂无菌凡士林或抗生素软膏，防止肛周皮肤受损。

② 饮食护理　急性轻症者可进少量流质或半流质饮食，好转后逐步过渡到普通软食；严重者遵医嘱暂禁食，静脉维持营养。慢性者宜进营养丰富、纤维素少、低脂肪、易消化饮食，忌食生冷及刺激性食物。

（2）病情观察　观察大便的次数、量及性状；急性严重腹泻时，应观察患者的生命体征、神志、尿量和皮肤弹性等，以判断有无水电解质紊乱的发生。注意患者有无消瘦、贫血的体征，及肛周皮肤有无糜烂。

（3）对症护理　应用止泻药物时，应观察治疗效果，如腹泻得到控制应及时停药。应用解痉止痛剂如阿托品时，注意药物不良反应如口干、视力模糊、心率加快等不良反应。

（4）心理护理　慢性腹泻疗效不明显时，患者可能产生焦虑、烦躁情绪，应及时对患者做心理疏导，解除患者顾虑，使患者保持心情舒畅，积极配合治疗。

5. 护理评价

（1）排便次数是否减少，粪便性状是否恢复正常。

（2）营养状况是否得到有效改善。

（3）肛周皮肤是否完好无损。

第二节　胃炎的护理

胃炎是指各种病因引起的胃黏膜炎症，常伴有上皮损伤和细胞再生，是最常见的消化系统疾病之一。临床按发病缓急和病程长短，可分为急性胃炎和慢性胃炎。

一、急性胃炎患者的护理

急性胃炎是多种病因引起的胃黏膜急性炎症。临床上急性发病，是最常见的消化系统疾病之一。按病理可分为急性单纯性胃炎、急性糜烂出血性胃炎和特殊原因引起的急性胃炎，如急性腐蚀性胃炎、急性化脓性胃炎等。临床上以急性糜烂出血性胃炎最多见。

（一）护理评估

1. 健康史

询问患者是否进食生冷或过冷过热食物，是否饮咖啡、浓茶、酒精，是否服用某些药物如非甾体类消炎药、抗肿瘤药物等，了解患者腹痛、呕血、黑便情况，评估患者是否有大出血状况。

2. 临床表现

多数急性起病，但病因不同而表现不一，轻者可无明显症状，或仅出现上腹不适、饱胀、恶心、呕吐等。

（1）急性糜烂出血性胃炎　多以突然呕血和（或）黑便为首发症状，是上消化道出血常见的病因之一，占上消化道出血原因的 10%～30%，仅次于消化性溃疡。大量出血可引起昏厥或休克，伴贫血，体检可有上腹不同程度的压痛。

（2）服用非甾体抗炎药引起的急性胃炎　多数患者症状轻微，如上腹不适或隐痛，或无明显症状，或被原发病症状所掩盖。

3. 辅助检查

（1）胃镜检查　应在出血后 24～48 小时内进行。可见弥散分布的多发性糜烂、出血灶和浅表性溃疡为特征的急性胃黏膜病损。

（2）实验室检查　血白细胞总数增加，中性粒细胞增多，粪便隐血试验阳性。

4. 心理、社会状况

患者常因起病急，突然出现上腹痛、恶心、呕吐，甚至消化道出血而产生紧张、焦虑等心理，而患者的不良情绪反应，又加重了病情，不利于疾病康复。

（二）护理诊断

（1）疼痛，腹痛与胃黏膜的急性炎症病变有关。
（2）营养失调低于机体需要量与消化不良、少量持续出血有关。
（3）知识缺乏，缺乏有关本病的病因及防治知识。
（4）潜在并发症，如消化道出血。

（三）护理目标

（1）腹痛缓解或消失。
（2）恶心、呕吐缓解或消失。
（3）无并发症发生，一旦出现上消化道出血能及时发现并配合抢救治疗。

（四）护理措施

1. 一般护理

（1）休息与活动　轻症患者注意休息，减少活动；重者保持环境安静、舒适，卧床休息，以减少胃肠蠕动，有助于腹痛的减轻或缓解。

（2）饮食护理　轻症者可进流质或少渣、温凉、半流质饮食，少量多餐；少量胃出血者，可给予牛奶、米汤等流质食物以中和胃酸，有助于止血和胃黏膜修复；呕吐剧烈、大量出血，或伴有明显腹泻者，应暂禁食，遵医嘱静脉维持营养及纠正水、电解质和酸碱平衡紊乱，病情缓解后逐步恢复正常饮食。

2. 病情观察

（1）观察患者有无上腹痛、饱胀不适、恶心、呕吐及食欲减退等消化不良的表现。

（2）密切观察上消化道出血的征象，如有无呕血或黑便等，同时监测粪便隐血检查，以便及时发现病情变化。

（3）评估患者对疾病的认识程度，了解患者对疾病病因、治疗及护理的认识，帮助患者寻找并及时去除发病因素，控制病情的进展。

3. 对症护理

（1）腹痛　指导患者使用非药物方法缓解疼痛，如局部热疗、转移注意力、深呼吸、针灸等。但急腹症不能热敷。急性腹痛诊断未明时，最好给予禁食，必要时进行胃肠减压。如上述方法疼痛不能缓解，可遵医嘱合理应用药物镇痛，严禁随意使用止痛药物。

（2）恶心、呕吐　呕吐时将患者头偏向一侧或取坐位，预防误吸。剧烈呕吐时暂禁食，遵医嘱补充水分和电解质，必要时应用止吐剂。呕吐后及时清理呕吐物，协助漱口，更换清洁床单，开窗通风。

4. 用药护理

遵医嘱给予抑制胃酸分泌药、胃黏膜保护药、解痉和镇吐药，并注意药物的不良反应。对呕吐剧烈伴腹泻或胃出血量大者，应迅速建立静脉通道，遵医嘱输液、补充电解质、纠正酸碱紊乱，并调整好输液的速度，必要时测定血型、配血、输血，以恢复有效循环血容量。

5. 心理护理

做好患者的心理疏导，解除其精神紧张，稳定情绪，有利于增强患者对疼痛的耐受性。并强调保持轻松愉快情绪对疾病康复的重要性，减少对患者的不良刺激。树立患者治疗信心，鼓励其积极配合治疗。

6. 健康教育

（1）疾病知识指导　向患者及家属介绍疾病的基本知识，帮助他们掌握本病的防治知识和自我护理方法。

（2）饮食指导　注意规律，忌过饥、过饱，避免进过冷、过热、过硬、过粗糙、辛辣等刺激性食物及调味品，忌服浓茶、浓咖啡、烈性酒等。

（3）用药指导　根据患者的病因、具体情况进行指导，如避免使用对胃黏膜有刺激的药物，必须使用时应在医师指导下使用。

（五）护理评价

（1）患者腹痛是否减轻或缓解。

（2）患者呕吐或呕血、腹泻等是否减轻或缓解。

（3）患者情绪是否稳定。

二、慢性胃炎患者的护理

慢性胃炎是由各种病因引起的胃黏膜慢性炎症。以幽门螺杆菌感染引起的胃黏膜慢性炎症最常见。根据病理组织学改变和病变在胃的分布部位，将慢性胃炎分成萎缩性、非萎缩性和特殊类型 3 大类。

（一）护理评估

1. 健康史

询问患者的饮食生活习惯，是否有饮浓茶、咖啡、酒等饮品，询问患者是否有服用非甾体类消炎药的服药史。了解患者有哪些症状。

2. 临床表现

慢性胃炎病程迁延，进程缓慢，缺乏特异性症状。

（1）症状　多数患者常无症状。若有症状主要表现为非特征性的消化不良，如上腹不适，餐后较明显，无规律的上腹隐痛、食欲缺乏、嗳气、反酸、恶心和呕吐等。自身免疫性胃炎可出现厌食、贫血、消瘦、舌炎、腹泻等症状。少数可发生上消化道出血。

（2）体征　多无明显体征，部分上腹部可出现轻微压痛。病程长。可出现消瘦、贫血等症状。

3. 辅助检查

（1）胃液分析　非萎缩性胃炎时胃酸多正常，自身免疫性胃炎时胃酸缺乏。

（2）血清学检查　自身免疫性胃炎时血清胃泌素水平常升高，抗壁细胞抗体、抗内因子抗体或抗胃泌素抗体可呈阳性，维生素 B_{12} 浓度明显降低。

（3）胃镜及胃黏膜活组织检查　诊断慢性胃炎的可靠方法：①非萎缩性胃炎病变黏膜表现为充血性水肿、黏液分泌增多，可有局限性糜烂和出血点；活检可见黏膜浅层慢性炎症、细胞浸润，腺体多正常；②萎缩性胃炎胃黏膜可呈灰白色，黏膜皱襞变细或平坦，黏膜层变薄，可透见黏膜下树枝状或网状紫蓝色血管纹。活组织检查显示腺体减少，伴不同程度的慢性炎症细胞浸润，可见肠腺化生、假性幽门腺化生及异型增生等。

（4）幽门螺杆菌检查　幽门螺杆菌阳性提示炎症的活动性。

4. 心理、社会状况

因本病的病程迁延，病情反复发作，症状时轻时重，治疗效果欠佳，尤其是少数患者因贫血、消瘦，常怀疑自己患癌症而产生紧张、不安、焦虑等心理反应。

（二）护理诊断

（1）疼痛，腹痛与胃黏膜炎性病变有关。

（2）营养失调低于机体需要量与食欲缺乏、厌食、消化吸收不良等有关。

（3）焦虑，与病程迁延、病情反复、担心癌变等有关。

（三）护理目标

（1）腹痛缓解或消失。

（2）食欲增加，能合理摄取营养，体重增加。

（3）能正确面对疾病，保持稳定和乐观的心态。

（四）护理措施

1. 一般护理

（1）休息与活动　轻症者可适当活动，避免过度劳累，生活有规律；急性发作时或伴有上消化道出血者卧床休息，并注意环境安静、舒适。

（2）饮食护理　以高热量、高蛋白、高维生素、清淡、易消化饮食为原则。注意饮食卫生，宜少量多餐，定时定量、细嚼慢咽、忌暴饮暴食及餐后从事重体力劳动。

2. 病情观察

观察疼痛的部位、性质、程度及其变化，观察呕吐物的性状与量，对长期慢性腹痛者应监测体重及大便隐血试验，定期作胃镜检查，及时发现病情变化。

3. 对症护理

对腹胀和腹痛患者，注意腹部保暖，避免腹部受凉，也可用热水袋局部热敷，腹部轻轻按摩；腹痛较重应遵医嘱给予解痉、制酸药物以缓解疼痛。

4. 用药护理

遵医嘱使用药物，并注意观察药物的疗效和不良反应。硫糖铝在餐前1小时与睡前服用最好；胃动力药如多潘立酮、西沙必利等应在餐前服用，不宜与阿托品、山莨菪碱等解痉药合用。用抗胆碱药时，应注意口干、心率加快、胃排空延缓等不良反应。枸橼酸铋钾应在餐前30分钟服用，不得与牛奶同时服用，服药过程可使齿、舌变黑，宜用吸管吸入，部分患者服药后出现便秘和大便呈黑色。用阿莫西林时，应询问患者有无青霉素过敏史。甲硝唑可引起恶心、呕吐等胃肠道反应，应在餐后半小时服用，并可遵医嘱加用甲氧氯普胺。

5. 心理护理

向患者及家属介绍治疗有效的病例，说明本病经过正规治疗后病情是可逆转的，即使是中度以上的不典型增生，经严密随访完全能够早期发现癌变，若及时手术仍能获得满意的疗效，使患者树立治疗信心，配合治疗，消除忧虑、恐惧心理。

6. 健康指导

（1）疾病知识指导　帮助患者认识本病的病因，避免诱因，不随意使用对胃黏膜有刺激的各种药物。

（2）日常生活指导　生活要有规律，保持心情愉快，防止过度劳累。注意饮食卫生，戒烟忌酒，忌暴饮暴食，合理饮食。

（3）用药指导　告之患者按医嘱正确用药，坚持治疗，向患者介绍有关药物的作用、不良反应及其防范措施。

（4）定期复查　对胃黏膜萎缩严重伴肠腺上皮化生及重度异型增生者，告之定期到医院检查，以便早期发现癌变，及时手术治疗。

（五）护理评价

（1）疼痛是否减轻、缓解或消失。

（2）患者营养状况是否改善。

（3）情绪是否稳定。

第三节　消化性溃疡的护理

消化性溃疡（PU）指胃肠道黏膜在某种情况下被胃酸、胃蛋白酶消化而造成的溃疡，主要指发生于胃和十二指肠的慢性溃疡，即胃溃疡（GU）和十二指肠溃疡（DU）。GU好发部位是胃小弯，DU好发部位是十二指肠球部。本病是全球性多发病，全世界约有10％的人一生中患过此病。临床上DU较GU多见。男性发病率远远高于女性。DU多发于青壮年，GU的发病年龄一般较DU大约迟10年。我国南方的患病率较北方高，城市高于农村。秋冬和冬春之交是本病的多发季节。

一、护理评估

（一）健康史

询问患者是否有服用非甾体类消炎药史，是否吸烟，了解患者的症状，评估患者腹痛的部分、持续时间、诱因、加重缓解的因素等。

（二）临床表现

1. 症状

少数人可无症状，或以出血、穿孔等并发症为首发症状，其发作常与不良精神刺激、情绪波动、饮食失调等有关。

（1）腹痛　上腹痛是本病的主要症状。

（2）伴随症状　除上腹痛外，还可出现反酸、胃灼热感、上腹饱胀、恶心、呕吐、食欲减退等消化不良症状。

2. 体征

溃疡活动期可出现上腹部固定而局限的轻压痛，DU压痛点常偏右。缓解期则无明显体征。病程长者可能消瘦、体重下降。

3. 并发症

（1）上消化道出血　消化性溃疡最常见的并发症。DU出血更易发生。在消化道出血的各种病因中，消化性溃疡出血占首位。轻者仅表现为黑便，重者可出现周围循环衰竭，甚至低血容量性休克。

（2）穿孔　溃疡病灶向深部发展穿透浆膜层所致。可有急性穿孔和慢性穿孔，急性穿孔是本病最严重的并发症，常发生于饮食过饱和饭后剧烈运动，表现为上腹突然剧痛并迅速向全腹弥散的持续性腹痛，弥散性腹部压痛、反跳痛、肌紧张，肝浊音消失。慢性穿孔为溃疡穿透并与邻近器官、组织粘连，使胃肠内容物不流入腹腔，又称为穿透性溃疡，表现为疼痛规律发生改变，呈顽固而持久的疼痛并向背部放射。

（3）幽门梗阻　上腹部饱胀不适或呕吐，上腹部饱胀以餐后为甚，呕吐后可以减轻，呕吐物量多，内含发酵宿食。若为溃疡周围炎性水肿、痉挛所致，为暂时性梗阻，内科治疗有效。溃疡处瘢痕形成并收缩所致者，内科治疗无效，多需外科手术或内镜下扩张治疗。

（4）癌变　GU可发生癌变，DU极少癌变。

（三）辅助检查

1. 胃液分析

DU胃酸分泌增高，GU胃酸分泌正常或低于正常。

2. X线钡餐检查

适用于对胃镜检查有禁忌或不愿接受胃镜检查者。

3. 胃镜及黏膜活组织检查

确诊消化性溃疡首选的检查方法。

4. 粪便隐血试验

溃疡活动期可为阳性，如胃溃疡患者持续性阳性提示癌变的可能。

5. 幽门螺杆菌检测。

消化性溃疡的常规检测项目。

（四）心理、社会状况

消化性溃疡好发于青壮年，心理反应可随患者的个性特点和行为方式不同而异，如情绪不稳、坐立不安、心神不宁、易激动或过度兴奋，也可有自负、焦虑、易抑郁等心理，出现并发症时则产生紧张、恐惧等心理反应。

二、护理诊断

（1）疼痛，腹痛与胃酸刺激溃疡面或胃酸作用于溃疡引起化学性炎症有关。
（2）营养失调低于机体需要量，与疼痛或饱胀不适致摄入量减少及消化吸收障碍有关。
（3）焦虑，与疾病反复发作、病程迁延等有关。
（4）潜在并发症，如出血、穿孔、幽门梗阻、癌变。

三、护理目标

（1）能避免导致和加重疼痛的因素，疼痛减轻或消失。
（2）食欲改善，营养状况得到改善。
（3）情绪稳定，焦虑减轻或消失。
（4）并发症能得到有效预防或减少。

四、护理措施

（一）一般护理

1. 休息与活动

溃疡活动期或粪便隐血试验阳性的患者应卧床休息，症状较轻的患者可边工作边治疗注意劳逸结合。

2. 饮食护理

合理饮食可避免或减轻疼痛，改善营养状况，促进康复。
（1）少食多餐　急性活动期应少食多餐，每天 5～6 餐，以脱脂牛奶、稀饭、面条等偏碱性食物为宜。牛奶最好安排在两餐之间饮用，牛奶中的钙质吸收有刺激胃酸分泌的作用，故不宜多饮。

（2）适量摄取脂肪　脂肪到达十二指肠时虽能刺激小肠黏膜分泌肠抑胃泌素，抑制胃酸分泌，但同时又可引起胃排空延缓，胃窦扩张，致胃酸分泌增多，故脂肪摄取应适量。

（3）饮食禁忌　忌食辛辣、过冷、油炸等刺激性食物及浓茶等饮料，戒烟酒。

（4）营养监测　定期测量体重、监测血清蛋白和血红蛋白等营养指标。

（二）病情观察

重点观察呕吐物及粪便性状，以尽早发现出血、幽门梗阻等症状；观察腹痛的性质、部位及腹痛波及范围，有无腹膜刺激征等穿孔迹象；注意患者全身状态及治疗反应的变化，以尽早发现癌变的可能性。

（三）对症护理

1. 上消化道出血

及时通知医师，安置患者平卧位，头偏向一侧；迅速建立静脉通道，做好输液、输血准备；呕血后立即清除血迹和呕吐物，安慰患者，消除患者紧张心理，必要时遵医嘱给镇静剂；密切观察病情变化，遵医嘱用药，无效者尽快做好术前准备。

2. 急性穿孔

应立即卧床，禁食及胃肠减压；迅速建立静脉通道，输液、备血；做好术前准备。

3. 幽门梗阻

轻症可进流质饮食，重症需禁食、静脉补液、胃肠减压、准确记录液体出入量，并定期复查血电解质；内科治疗无效者，做好术前准备。

4. 癌变

定期复查，应做好术前准备。

（四）用药护理

1. H₂ 受体拮抗剂

药物应在餐前服用，也可 1 天的剂量在睡前顿服。若需同时服用抗酸药，则两药应间隔 1 小时以上。若静脉给药应注意控制速度，速度过快可引起低血压和心律失常。西咪替丁不良反应较多，影响肝、肾功能和血常规，用药期间注意监测肝、肾功能和血常规。雷尼替丁和法莫替丁不良反应较少。

2. 质子泵抑制剂

一般每日用药 1 次，空腹服，或每日两次，早晚各服用 1 次。奥美拉唑不良反应较少，但会引起头晕等不适，因此，初次应用时应减少活动。兰索拉唑的主要不良反应包括荨麻疹、皮疹、头痛、口苦、肝功能异常等。泮托拉唑的不良反应较少，偶可引起头痛和腹泻。不良反应较重时应立即停药。

3. 抗酸药

抗酸药如氢氧化铝凝胶等，应在餐后 1 小时和睡前服用。服用片剂时应嚼服，乳剂给药前应充分摇匀。抗酸药应避免与奶制品同时服用，因两者相互作用可形成络合物。抗酸剂还不宜与酸性食物、饮料同服。长期大量服用氢氧化铝凝胶能阻碍磷的吸收，引起磷缺乏症，还可引起便秘、代谢性碱中毒与钠潴留。镁制剂易引起腹泻，用药期间要加强观察。

4. 胃黏膜保护剂

由于硫糖铝在酸性环境下有效，所以应在餐前 1 小时给药，全身不良反应少，可引起便秘。胶体铋剂在酸性环境下起作用，故在餐前 1 小时服用，除有舌苔和粪便变黑外很少有其他不良反应。长期服用胶体铋剂会造成铋在体内大量堆积引起神经毒性，故不宜长期应用。米索前列醇的常见不良反应是腹泻，可引起子宫收缩，故孕妇禁服。

5. 抗胆碱能药

抗胆碱能药不宜用于胃溃疡，不良反应有心率加快、口干、瞳孔散大、汗闭、尿潴留等。幽门梗阻、近期溃疡出血、青光眼、前列腺肥大者忌用。

（五）心理护理

不良的心理因素可诱发和加重病情，消化性溃疡的患者因疼痛刺激或并发出血，易产生紧张、焦虑等不良情绪，使胃黏膜保护因素减弱，损害因素增加，病情加重，故应为患者创造安静、舒适的环境，减少不良刺激；同时多与患者交谈，使患者了解本病的诱发因素、疾病过程和治疗效果，增强治疗信心，克服焦虑、紧张心理。

（六）健康指导

1. 疾病知识指导

向患者及家属介绍疾病基本知识、溃疡复发与加重的诱因。

2. 生活指导

指导患者保持乐观的情绪、规律的生活，合理安排生活和工作，保证充足的睡眠和休息；指导患者建立合理的饮食习惯和结构，忌暴饮暴食，避免摄入刺激性食物，戒烟、戒酒。

3. 用药指导

遵医嘱用药，告知药物的不良反应，指导患者坚持治疗，不可随意停药，禁用或慎用对胃黏膜有损害的药物，如阿司匹林、吲哚美辛和糖皮质激素等。

4. 定期复查

对有长期慢性胃溃疡病史、年龄在 45 岁以上的患者，尤其是男性患者，经严格内科治疗 4～6 周症状无好转、粪便隐血试验持续阳性者，应警惕癌变，需进一步检查和定期随访；及时识别并发症征象，若上腹部疼痛节律发生改变或加剧、出现呕血或黑便时，应立即就诊。

五、护理评价

（1）疼痛有无减轻或消失。

（2）食欲有无改善，体重是否增加，营养状况是否得到改善。

（3）情绪是否稳定，能否保持良好的心理状态。

（4）并发症是否得到有效预防，并发症减轻或未发生。

第四节　肝硬化的护理

一、护理评估

（一）健康史

询问患者既往是否有病毒性肝炎病史，是否有长期饮酒病史，询问患者以往的腹胀、恶心、食欲缺乏等症状是否加重，是否出现腹腔积液、血便等，询问是否定期进行检查，检查结果如何。

（二）临床表现

肝硬化往往起病缓慢，症状隐匿。可潜伏 3～5 年或更长时间，临床上根据患者肝脏功能的代偿状况将肝硬化分为肝功能代偿期和肝功能失代偿期。

1. 肝功能代偿期

早期症状轻，患者以乏力、食欲缺乏为主要症状，可伴有低热、恶心、厌油腻、腹胀、腹泻及上腹不适等症状。症状常与劳累有关，休息和治疗后可缓解。患者营养状况一般或者消瘦，肝脏可轻度肿大，质地中等硬度，伴轻度压痛。脾脏也可有轻、中度肿大。肝功能正常或轻度异常。

2. 肝功能失代偿期

肝功能失代偿期主要表现为肝功能减退和门静脉高压所致的症状和体征。

（1）肝功能减退的临床表现

① 身体状况和精神状况均较差，消瘦、乏力、精神不振，可有不规则低热、面色

灰暗黝黑（肝病面容）、皮肤干枯粗糙、水肿、口腔炎症及溃疡、夜盲症等症，部分患者出现与病情活动或感染有关的不规则发热症状。

② 食欲缺乏是最常见的症状，甚至厌食，食后饱胀不适，有时伴恶心、呕吐、腹泻。若肝细胞有进行性或广泛性坏死时可出现黄疸。

③ 出血倾向和贫血，患者常可发生鼻衄、牙龈出血、皮肤紫癜和胃肠出血，女性出现月经过多等。

④ 内分泌失调，可出现下述症状或体征：a. 肝掌和蜘蛛痣。b. 男性患者出现性欲减退、睾丸萎缩、乳房发育和女性阴毛分布等；女性出现月经失调、停经、不孕和乳房萎缩等；发生原因与雌、雄激素比例失调有关。c. 糖耐量降低及糖尿病症状，发生原因与肝及外周靶细胞发生胰岛素抵抗有关。d. 水肿及腹腔积液，由于体内醛固酮、抗利尿激素的增多引起。e. 皮肤色素沉着，好发于颜面部及其他暴露部位，与肾上腺皮质激素减少有关。

（2）门静脉高压的表现

① 侧支循环的建立与开放，门静脉高压时，来自消化器官和脾脏的回心血受阻，使门、腔静脉交通支扩张、血流量增加，建立起侧支循环。

② 门静脉高压可致脾脏淤血性肿大，多为轻、中度肿大，部分可达脐下。后期可出现脾功能亢进，表现为红细胞、白细胞和血小板均减少。

③ 腹腔积液是肝功能失代偿期最显著的表现。腹腔积液出现前，患者常有腹胀，以进餐后明显。大量腹腔积液时，患者腹部膨隆，皮肤紧绷发亮，并因膈肌上移，出现呼吸困难、心悸。部分患者可出现胸腔积液。

（3）肝脏情况　早期肝大，表面尚平滑，质地中等硬度；晚期肝脏缩小，可呈结节状，表面不光滑，质地坚硬，一般无压痛。但当肝细胞进行性坏死或并发炎症时可有压痛、叩击痛。

（4）并发症

① 上消化道出血　上消化道出血为最常见的并发症。

② 因门腔静脉侧支循环开放以及低蛋白血症和白细胞减少导致的机体抵抗力下降，增加了细菌入侵繁殖的机会，常并发感染，如肺炎、胆道感染、大肠埃希菌性败血症、自发性腹膜炎等等。

③ 肝性脑病是晚期肝硬化最严重的并发症和最常见的死亡原因。

④ 原发性肝癌大部分在肝硬化基础上发生。患者短期内肝脏迅速增大、持续性肝区疼痛、腹腔积液多呈血性，不明原因的发热，应警惕癌变的可能，需作进一步检查。

⑤ 肝肾综合征　由大量腹腔积液而导致的有效循环血量减少，肾血管收缩、肾血流量减少、肾小球滤过量下降引起。表现为少尿、无尿、稀释性低钠血症、低尿钠和氮质血症等，肾脏本身无器质性改变，故又称为功能性肾衰竭。

⑥ 电解质和酸碱平衡紊乱　常见的有低钠血症、低钾低氯血症与代谢性碱中毒。

（三）辅助检查

1. 实验室检查

（1）血、尿常规 肝功能失代偿期时可有不同程度的贫血；脾功能亢进时全血细胞计数减少；尿内可有蛋白、红细胞；黄疸时尿中检测胆红素阳性，尿胆原增加。

（2）肝功能检查 代偿期肝功能正常或轻度异常，失代偿期则多有异常。重症患者血清胆红素增高，胆固醇酯低于正常。转氨酶轻、中度增高，以丙氨酸氨基转移酶（ALT）显著，肝细胞广泛大量坏死时则可能有天门冬氨酸氨基转移酶（AST）升高，AST活性大于ALT。血清总蛋白正常、降低或增高，血清蛋白降低，球蛋白增高，清蛋白/球蛋白（A/G）的比值降低或倒置。凝血酶原时间有不同程度的延长。在血清蛋白电泳中，清蛋白减少，γ球蛋白增多。

（3）免疫功能检查 血清IgG、IgA、IgM增高，以IgG最显著；T淋巴细胞数常低于正常；可出现抗核抗体、抗平滑肌抗体等非特异性自身抗体；病毒性肝炎患者的病毒标志物呈阳性反应。

（4）腹腔积液检查 一般应为漏出液，若患者发生癌变、自发性腹膜炎等并发症时，腹腔积液性质可发生改变。

2. 影像检查

食管吞钡X线检查可见食管下段虫蚀样或蚯蚓样充盈缺损，胃底静脉曲张时可见菊花样充盈缺损。B超、CT检查、核磁共振（MRI）检查可显示肝、脾形态改变，门静脉、脾静脉内径增宽及腹腔积液征象。

3. 内镜检查

上消化道内镜可观察食管、胃底静脉有无曲张及其程度和范围，明确上消化出血的原因和部位，还可同时进行止血治疗；腹腔镜检查可直接观察肝脾情况。

4. 肝组织病理学检查

若见假小叶形成，可确诊为肝硬化。

（四）心理、社会状况

肝硬化为慢性病，随着病情发展加重，患者逐渐丧失工作能力，长期治疗影响家庭生活、经济负担沉重，使患者及其照顾者出现各种心理问题和应对行为的不足。评估时应注意患者的心理状态，有无个性、行为的改变，有无焦虑、抑郁、易怒、悲观等情绪。并发肝性脑病时，患者可出现嗜睡、兴奋、昼夜颠倒等神经精神症状，应注意鉴别。评估患者及家属对疾病的认识程度及态度、家庭经济情况。

二、护理诊断

（1）活动无耐力，与肝功能减退、大量腹腔积液有关。

（2）营养失调低于机体需要量，与肝功能减退、门静脉高压引起食欲减退、消化和吸收障碍有关。

（3）体液过多，与肝功能减退、门静脉高压引起钠水潴留有关。

（4）焦虑，与担心疾病预后、经济负担等有关。

（5）有皮肤完整性受损的危险，与营养不良、水肿、皮肤瘙痒、长期卧床有关。

（6）潜在并发症，如上消化道出血、肝性脑病、感染、肝肾综合征。

三、护理目标

（1）能遵循休息和活动计划，活动耐力有所增加。

（2）患者能描述营养不良的原因，遵循饮食计划，保证各种营养物质的摄入。

（3）腹腔积液和水肿有所减轻，身体舒适感增加。

（4）焦虑、恐惧情绪得到缓解。

（5）无皮肤破损或感染，瘙痒等不适感减轻或消失。

（6）无并发症发生。

四、护理措施

（一）一般护理

1. 休息与活动

肝功能代偿期患者可参加轻体力工作，减少活动量；肝功能失代偿期或有并发症者，须卧床休息，病室环境要安静、舒适；大量腹腔积液患者可采取半卧位、坐位或取其自觉舒适的体位，使膈肌下降，以利于减轻呼吸困难；肢体水肿者，可抬高下肢，以利于静脉回流，减轻水肿。并告知患者休息有利于保证肝、肾血流量，避免加重肝脏负担，促进肝功能的恢复；卧床休息时使用床栏，防止坠床。

2. 饮食护理

既保证饮食中的营养供给又必须遵守必要的饮食限制是改善肝功能、延缓肝硬化病情进展的基本措施。以高热量、高蛋白质、高维生素、易消化的食物为主，少食多餐，并根据病情变化及时调整。严禁饮酒，避免进食刺激性强、粗纤维多和较硬的食物。

3. 皮肤护理

（1）选择宽松合适、柔软舒适的衣裤，以免衣物过紧而影响肢体血液循环。

（2）协助患者勤修剪指甲，告知勿搔抓皮肤以免皮肤破损感染。

（3）每日温水擦身，动作宜轻柔，避免用力擦拭致破损或皮下出血，尤其是水肿部位。指导患者避免使用碱性香皂与沐浴液，使用性质温和的护肤乳液，以减轻皮肤干燥及瘙痒症状。

（4）长期卧床患者协助其床上翻身，预防压疮的发生。

（5）阴囊水肿明显时，可使用软垫或托带托起阴囊，以利于水肿消退和防止摩擦破损。

（二）病情观察

观察腹腔积液和皮下水肿的消长情况，准确记录出入液量，测量腹围及体重，在患者有进食量不足、呕吐、腹泻时，或遵医嘱使用利尿剂及放腹腔积液后更应加强观察。监测血常规、大便隐血、肝功能、电解质及血氨等的变化，尤其在使用利尿剂、抽腹腔积液后和出现吐泻时应密切观察电解质的改变，防止肝性脑病、功能性肾衰竭的发生。

（三）对症护理

上消化道出血护理。

（四）药物护理

使用利尿剂时应注意监测神志、体重、尿量及电解质，利尿治疗以每天减轻体重不超过 0.5kg 为宜，以免诱发肝性脑病、肝肾综合征；使用排钾利尿剂者应注意补钾；观察腹腔积液变化，渐消退者可将利尿剂逐渐减量。

（五）心理护理

护士应加强与患者的沟通，鼓励患者说出其内心的感受和忧虑，与患者一起讨论可能面对的问题，在精神上给予患者安慰和支持；指导患者家属在情感上关心、支持患者，减轻患者精神压力；对表现出严重焦虑和抑郁的患者，应加强巡视并及时干预，以免发生意外。

（六）健康教育

1. 疾病知识指导

向患者讲解肝硬化预后的相关知识，使之掌握自我护理的方法，学会自我观察病情变化，要求患者及家属掌握各种并发症的诱因及其主要表现，出现异常及时就诊。

2. 生活指导

指导患者合理安排生活起居，注意休息，生活规律，保证充足的休息与睡眠，保持平和心情，防止郁怒伤肝。失代偿期更应多卧床休息，避免疲劳；指导患者学会自我观察大小便的色、质、量，学会自测并动态地观察体重、腹围、尿量；保持大便通畅，切忌怒责；便秘时可按医嘱服用乳果糖等调节排便；指导患者学会自我防护，防止上呼吸道、胃肠道、皮肤等各类感染。

3. 用药指导

指导患者了解常用的对肝脏有毒的药物，用药应遵医嘱，不能随意服用或更改剂量，以免加重肝脏损害，避免使用镇静安眠药。

五、护理评价

（1）能否按计划进行活动和休息，活动耐力是否增加。

（2）患者能否选择符合饮食计划的食物，保证营养的摄入。

（3）腹腔积液和水肿引起的不适是否减轻。

（4）情绪是否稳定，紧张、恐惧感有无消失。

（5）皮肤有无破损及感染，瘙痒症状是否减轻。

（6）是否有并发症发生。

第四章

呼吸内科疾病患者的护理

第一节　呼吸系统疾病常见症状体征及护理

呼吸系统由鼻、咽、喉、气管、支气管、肺泡、胸膜、胸廓及膈构成。呼吸系统最重要的功能是进行气体交换，并具有防御、代谢及神经内分泌功能。近年来，由于环境和人口老龄化等因素的影响，支气管肺癌和支气管哮喘的发病率明显升高，慢性阻塞性肺疾病发病率居高不下，肺结核虽然得到一定程度的控制，但我国仍属于高发国家，因此，护士掌握呼吸系统疾病的防治和护理知识，对缓解患者病情，提高生活质量具有重要意义。呼吸系统疾病常见症状和体征有咳嗽与咳痰、咯血、胸痛和肺源性呼吸困难等。

一、咳嗽与咳痰

咳嗽是机体清除呼吸道内异物和分泌物的保护性动作，是呼吸系统疾病最常见的症状。咳痰是借助支气管黏膜纤毛运动、肌肉收缩和咳嗽动作排出痰液的动作。咳嗽无痰或痰量较少者，称为干性咳嗽；伴有咳痰的咳嗽，称湿性咳嗽。

（一）护理评估

1. 病因

（1）呼吸系统疾病　呼吸系统感染是最常见的病因，如支气管炎、肺炎、支气管哮喘、肺结核、肺癌和胸膜炎等。

（2）循环系统疾病　引起左心衰竭的心脏病也可引起咳嗽、咳痰。

（3）其他　理化因素（吸烟、刺激性气体、冷空气等）、过敏性因素、异物、胸部创伤等。

2. 临床表现

（1）咳嗽的性质

① 干咳或刺激性咳嗽，多见于急慢性咽喉炎、急性支气管炎初期、气管受压、支气管异物、支气管肿瘤等。

② 湿性咳嗽，常见于慢性支气管炎、支气管扩张、肺炎及空洞型肺结核等。

（2）咳嗽的时间

① 突然发作的咳嗽，多见于吸入刺激性气体或异物压迫气管、支气管，以咳嗽为主的支气管哮喘。

② 长期慢性咳嗽，多见于慢性呼吸系统疾病，如慢性支气管炎、肺结核等。

③ 夜间或晨起时咳嗽加剧，多见于慢性支气管炎、支气管扩张、肺脓肿及慢性纤维空洞型肺结核；左心衰竭常于夜间出现阵发性咳嗽。

（3）咳嗽的音色

① 咳嗽声音嘶哑或声音低微，见于声带炎症、喉癌等。

② 犬吠样咳嗽，见于会厌、喉部疾病或气管受压。

③ 金属音调咳嗽，见于支气管管腔狭窄或受压，如支气管肺癌、纵隔肿瘤。

（4）痰液的性状　可分为黏液性、浆液性、脓性及血性等。

（5）痰液的量　痰量少时仅数毫升，大量痰液指 24 小时痰量超过 100mL；若痰量突然减少而体温升高，提示支气管引流不畅。

（6）痰液的颜色

① 铁锈色痰见于肺炎链球菌肺炎。

② 粉红色泡沫痰提示急性肺水肿。

③ 大量黄脓痰见于肺脓肿或支气管扩张。

④ 巧克力色痰见于肺阿米巴病。

⑤ 红棕色胶冻样痰见于肺炎克雷伯菌感染。

⑥ 灰黄色痰见于肺吸虫病。

（7）伴随症状　发热、胸痛、呼吸困难、咯血等表现。

3. 辅助检查

当呼吸道感染时，血液检查可见白细胞计数和中性粒细胞比值增大；若有过敏性因素或寄生虫感染可见嗜酸性粒细胞增多；痰涂片或细菌培养检查可判断致病菌类型；血气分析监测有无 PaO_2 下降和 $PaCO_2$ 升高；肺功能检查测定肺的通气换气功能；胸部 X 线检查可了解肺部病变情况。

4. 心理、社会表现

频繁、剧烈的咳嗽，尤其是夜间咳嗽或大量咳痰者，常出现失眠、烦躁不安、焦虑及抑郁等；痰中带血时患者可出现紧张，甚至恐惧等情绪。

（二）护理诊断

清理呼吸道无效与呼吸道分泌物增多、痰液黏稠，患者疲乏、胸痛、意识障碍、咳嗽无效有关。

（三）护理措施

1. 一般护理

（1）环境与体位　为患者提供安静、整洁、空气流通的环境，保持温度（18～20℃）和相对湿度（50%～60%），尽可能让患者取高枕卧位或舒适坐位，保证患者充分休息。

（2）饮食护理　给予高蛋白、高维生素、足够热量饮食，忌食油腻、辛辣食物，以免刺激呼吸道而加重咳嗽。保证每日饮水量在 1500mL 以上，以利于呼吸道黏膜的修复，利于痰液稀释和排出。

2. 病情观察

密切观察咳嗽、咳痰的性质及伴随症状，详细记录痰液的颜色、量、性状。正确收集痰标本，及时送检。

3. 排痰护理

（1）指导患者有效咳嗽　适用于神志清醒、主动配合的患者。患者取坐位或立位，先进行 5～6 次深而慢的呼吸，然后于深吸气末屏住呼吸 3～5 秒，继而连续咳嗽数次将痰液咳到咽部附近，再迅速用力将痰液咳出；或取坐位，两腿上放一枕头，顶住腹部，咳嗽时身体前倾，头颈屈曲，张口咳嗽将痰液咳出；亦可取俯卧屈膝位，有利于膈肌、腹肌收缩，增加腹压。

（2）湿化气道　适用于痰液黏稠、排痰困难者。常用超声雾化吸入法和蒸汽吸入法。临床上常在湿化液中加入药物，如祛痰药、抗生素、平喘药等，达到祛痰、抗感染、平喘的作用。但长期雾化吸入可能因湿化过度、干稠分泌物膨胀阻塞支气管，雾滴刺激气道引起呼吸道继发感染。雾化剂适宜温度为 35～37℃，雾化时间以 10～20 分钟为宜。

（3）胸部叩击

① 适应证　适用于长期卧床、久病体弱、排痰无力者。

② 禁忌证　禁用于未经引流的气胸、咯血、肺水肿、肋骨骨折、有病理性骨折史等患者。

③ 方法　患者取侧卧位，叩击者双手 5 指并拢、向掌心微弯曲呈空心拳状，以手腕力量从肺底开始自下而上、由外向内迅速而有节律地叩击胸壁，震动气道，每侧肺部叩击 1～3 分钟，120～180 次/分，叩击时发出一种空而深的拍击音，则表明手法正确。同时鼓励患者咳嗽，以促进痰液排出。

④ 注意事项　胸部叩击力量要适中，以患者不感到疼痛为宜，每次叩击时间为 5～15 分钟，应安排在餐前 30 分钟或餐后 2 小时进行，以防治疗中发生呕吐；操作时应密切观察患者的反应；宜用单层薄布保护胸壁，避免直接接触皮肤引起皮肤发红；操作时避开乳房、心脏、骨突部位及纽扣等。

（4）体位引流　适用于有大量痰液且排出不畅、呼吸功能尚好者。禁用于呼吸衰竭、近 1～2 周曾有大咯血史、严重心血管疾病或年老体衰不能耐受者。

（5）机械吸痰　适用于意识不清、痰液黏稠无力咳出。可经口、鼻腔、气管插管或气管切开进行负压吸痰，注意负压不宜太大，以免损伤呼吸道黏膜。每次吸痰时间不超过 15 秒，两次吸痰间隔时间大于 3 分钟；在吸痰前后适当提高吸氧的浓度，避免吸痰引起低氧血症。

4. 用药护理

遵医嘱给予抗生素、祛痰药、镇咳药，掌握药物的用法与用量和不良反应。切勿自行服用强效镇咳药。

二、咯血

咯血是指咽喉及以下呼吸道或肺组织出血，血液经咳嗽由口腔咯出。

（一）护理评估

1. 病因

（1）呼吸系统疾病　常见咯血原因有肺结核、支气管扩张、肺癌、肺炎等，其中肺结核是引起咯血的最常见原因。

（2）其他系统疾病　如风湿性二尖瓣狭窄、肺梗死、左心衰竭、血液病、急性传染病等。

2. 临床表现

（1）咯血程度　咯血量的多少与受损血管的性质和数量有关，而与病变严重程度关联性不大。根据咯血量将咯血分为痰中带血、少量咯血（小于100mL/d）、中等量咯血（100～500mL/d）和大量咯血（大于500mL/d，或1次大于300mL）。痰中带血常见于肺结核、肺癌。咯鲜血，特别是24小时达300mL以上，多见于支气管扩张。

（2）伴随症状　伴发热见于肺结核、肺炎、肺脓肿等；伴胸痛常见于肺炎、肺结核、支气管肺癌、肺梗死等；伴皮肤黏膜出血常见于血液病、钩端螺旋体病、风湿病等；伴脓痰见于支气管扩张、肺脓肿等；伴杵状指常见于支气管扩张、肺脓肿及支气管肺癌等。

（3）窒息表现　大咯血时出现咯血不畅、情绪紧张、面色灰暗、胸闷气促、喉部有痰鸣音等为窒息先兆，应予警惕。若出现表情恐怖、张口瞪目、两手乱抓、抽搐、大汗淋漓、唇指发绀或神志突然丧失，为窒息表现。如不及时抢救可因心跳、呼吸停止而死亡。

3. 辅助检查

根据需要选择血常规、痰液检查、胸部X线检查、动脉血气分析、纤维支气管镜检查等，以利于明确病因。

4. 心理、社会表现

患者咯血时，多数会紧张、烦躁，若大咯血或并发窒息，患者及家属可能产生极度恐惧心理。

（二）护理诊断

（1）有窒息的危险，与大咯血引起气道阻塞有关。

（2）组织完整性受损，与各种原因引起的血管壁受损或破裂有关。

（3）恐惧，与突然大咯血或反复咯血有关。

（三）护理措施

1. 一般护理

（1）休息与体位　保持病室安静，避免与患者不必要的交谈，以减少肺活动量。小量咯血者应静卧休息；大量咯血者绝对卧床休息，减少翻动。病变部位明确的患者协助其取患侧卧位，以利于健侧肺通气。对病变部位不明者，取平卧位，头偏向一侧，以防发生窒息。

（2）饮食护理　大咯血者应暂禁食；小量咯血者宜进少量温凉流质饮食，避免饮用浓茶、咖啡、酒等刺激性饮品。多饮水，多食富含纤维素食物，以保持大便通畅，防止排便时增加腹压而加重咯血。

2. 病情观察

密切观察患者咯血量、性质、颜色及出血速度，定时监测呼吸、脉搏、血压、心率、瞳孔及意识变化。一旦发现患者出现胸闷、气促、呼吸困难、烦躁不安、发绀等窒息征象，立即报告医师并协助抢救。

3. 用药护理

遵医嘱使用止血药，注意观察疗效及不良反应。小量至中等量咯血者选用促凝血药，如氨甲苯酸、氨甲环酸（心肌梗死者慎用）等；大量咯血者宜选用垂体后叶素，用药过程中要控制输液速度，观察有无恶心、排便感、面色苍白、心悸、腹痛及腹泻等不良反应，高血压、冠心病、妊娠等人群禁用。

4. 窒息的护理

（1）窒息的预防

① 对大量咯血及意识不清者，宜取患侧卧位，以充分发挥健侧呼吸功能。告诉患者身体放松，防止声门痉挛或屏气，以免诱发喉头痉挛，血液排出不畅形成血块导致窒息。

② 充分吸氧，保持呼吸道通畅，密切观察病情，并备好抢救物品，如吸痰器、气管插管、气管镜、鼻导管及气管切开用具等。

③ 禁用呼吸抑制药、中枢镇咳药，以免抑制呼吸中枢而发生窒息。

④ 观察窒息先兆，一经发现，立即报告医师并配合抢救。

（2）窒息的处理

① 体位　立即置患者于头低足高45°俯卧位或倒立位，轻叩背部，使气管内淤血排出。

② 通畅气道　迅速用鼻导管经口或鼻腔盲插抽吸，气管插管或气管镜直视吸引，必要时可进行气管插管或用气管镜在直视下清除口腔、鼻腔内血凝块。

③ 恢复呼吸　血块清除后，若患者自主呼吸仍未恢复，应行人工呼吸，给予高流

量吸氧，如呼吸表浅，遵医嘱应用呼吸兴奋药。

④ 呼吸恢复后护理　患者呼吸恢复后仍需严密观察病情变化，监测血气分析和凝血机制，预防再窒息的发生。

5. 心理护理

咯血患者常处于精神紧张状态，尤其当咯出较多新鲜血液时会产生恐惧心理，易加重出血。护士应守护并安慰，咯血后应及时清理被污染的环境和用物，以减少对患者的不良刺激。

三、胸痛

胸痛是指由脏器或胸壁组织病变引起的胸部疼痛。

（一）护理评估

1. 病因

导致胸痛的呼吸系统疾病主要有胸膜炎、自发性气胸、肺炎、支气管肺癌、胸膜肿瘤等。其他因素如胸壁疾病、心血管疾病、纵隔疾病等。

2. 临床表现

（1）胸痛的特点　胸壁病变所致的胸痛，疼痛固定于病变部位，且局部有压痛；胸膜炎所致的胸痛，以腋下明显，呈尖锐刺痛或隐痛、钝痛，且可因咳嗽和深呼吸而加剧；自发性气胸的胸痛在剧咳或劳累中突然发生且较剧烈；肋间神经痛沿肋间神经条带状分布，呈刀割样、触电样或灼痛；冠心病的胸痛位于胸骨后和心前区或剑突下，呈压榨样痛或濒死感，可向左肩和左臂内侧放射，可达环指和小指；食管病变引起的胸痛多在胸骨后，呈烧灼般痛。

（2）伴随症状

① 胸痛伴有咳嗽、咯血、呼吸困难者提示肺部疾病，如肺炎、肺结核、支气管肺癌、肺梗死、气胸及渗出性胸膜炎等。

② 伴大汗、血压下降，多见于心肌梗死、夹层动脉瘤等。

3. 辅助检查

血常规、痰液检查、胸腔积液检查和胸部 X 线检查、心电图、心脏彩超及 CT 检查等，可协助胸痛的病因诊断。

4. 心理、社会表现

胸痛发作时常使患者产生烦躁、焦虑，甚至恐惧心理。

（二）护理诊断

疼痛，胸痛与病变累及肋骨、胸骨或胸膜及肋间神经等有关。

（三）护理措施

1. 一般护理

协助患者采取舒适的体位，如半卧位、坐位，以防止疼痛加重。胸膜炎、肺炎患者多采取患侧卧位，以减少胸部活动度，缓解疼痛，并有利于健侧肺呼吸。

2. 病情观察

严密观察胸痛发作的时间、部位、性质、程度、诱因及缓解因素。

3. 疼痛护理

（1）指导患者在咳嗽、深呼吸或活动时用手按压疼痛部位制动，减轻疼痛。

（2）因胸部活动引起剧烈疼痛者，可在呼气末用 15 厘米宽的胶布（胶布长度超过前后正中线）固定患侧胸廓，以降低呼吸幅度，达到缓解疼痛的目的。

（3）局部冷湿敷或肋间神经封闭疗法止痛。

（4）对胸痛剧烈或持续者，如癌症引起的胸痛，可采用肋间神经封闭法止痛或遵医嘱应用麻醉性镇静药，观察药物疗效及不良反应。

（5）指导患者采用局部按摩、穴位按压、听音乐等方法，放松心情，转移注意力，使疼痛减轻。

四、肺源性呼吸困难

肺源性呼吸困难是指由于呼吸系统疾病引起通气、换气功能障碍，发生缺氧和（或）二氧化碳潴留。患者主观感觉空气不足、呼吸费力，客观检查有呼吸频率、节律及深度异常，严重时出现鼻翼翕动、张口耸肩或端坐呼吸。

（一）护理评估

1. 病因

肺源性呼吸困难按呼吸周期分为 3 种类型：吸气性呼吸困难；呼气性呼吸困难；混合性呼吸困难。

2. 临床表现

（1）呼吸困难的程度　按呼吸困难与活动的关系分为：①轻度，仅在重体力活动时出现呼吸困难；②中度，轻微体力活动（如走路、日常活动等）即出现呼吸困难；③重度，即使于安静休息状态下也出现呼吸困难。

（2）呼吸频率、节律、深度的改变　酸中毒引起的呼吸困难，呼吸深而快，称酸中毒大呼吸；慢性阻塞性肺气肿引起的呼吸困难为进行性加重；肺不张、大量胸腔积液时呼吸困难常突然发生；颅脑疾病引起的呼吸困难呼吸深而慢；血液病引起的呼吸困难常呼吸浅而快。

（3）伴随症状　呼吸困难伴一侧胸痛者常见于肺炎、急性渗出性胸膜炎及支气管肺癌等；呼吸困难伴发热者多见于肺炎、肺结核、胸膜炎、急性心包炎等；呼吸困难伴意识障碍者多见于休克型肺炎、肺性脑病、脑出血、尿毒症等。

3. 辅助检查

血气分析有助于检测低氧血症和二氧化碳潴留的程度；肺功能测定可判断肺功能障碍的程度和类型；胸部 X 线检查，有助于病因诊断。

4. 心理、社会表现

呼吸困难加重时，患者可出现失眠、焦虑、紧张、烦躁不安，甚至恐惧等心理。随着生活和工作能力的丧失，可产生悲观、沮丧情绪。

（二）护理诊断

（1）气体交换受损与呼吸道痉挛所致的肺通气或换气功能障碍有关。
（2）活动无耐力与呼吸功能障碍导致机体缺氧有关。

（三）护理措施

1. 一般护理

（1）环境与体位　保持病室空气流通，温湿度适宜，协助患者采取身体前倾坐位或半卧位，必要时提供跨床小桌，以便患者伏案休息，减轻体力消耗。

（2）休息与活动　根据患者呼吸困难程度制订活动计划，合理安排休息与活动。呼吸困难轻者可适当活动，有计划地增加活动量；呼吸困难严重者应尽量减少活动和不必要的谈话，以减少耗氧量。

（3）饮食护理　提供营养丰富、足够热量的饮食。

（4）氧疗护理　氧气疗法是纠正缺氧、缓解呼吸困难的最有效的方法。吸氧可提高动脉血氧分压，恢复脏器功能，提高机体的活动耐力。根据病情及血气分析结果选择给氧方式，单纯严重缺氧可用面罩给氧；缺氧伴二氧化碳潴留者，可用鼻导管或鼻塞法给氧。

（5）保持呼吸道通畅　气道分泌物多者，采取相应措施协助患者充分排出。张口呼吸者应每日清洁口腔 2～3 次，并补充因呼吸丢失的水分。

2. 病情观察

密切观察患者呼吸困难的变化，呼吸频率、节律、深度及动脉血气分析结果。

3. 用药护理

遵医嘱合理使用抗生素、支气管扩张药、祛痰药及呼吸兴奋药，密切观察药物的疗效和不良反应。

4. 心理护理

对患者进行心理疏导，增加巡视次数，进行必要的解释，以缓解其紧张情绪。患者焦虑时设法分散其注意力，指导患者做深而慢的呼吸，以缓解症状。

第二节　慢性阻塞性肺疾病的护理

　　慢性阻塞性肺疾病（COPD）是一种以不完全可逆性气流受限为特征，呈进行性发展的肺部疾病。COPD 是呼吸系统疾病中的常见病和多发病，由于其患者数量多，病死率高，社会经济负担重，已成为一个重要的公共卫生问题。

　　COPD 与慢性支气管炎及肺气肿密切相关。慢性支气管炎（简称慢支）是指气管、支气管黏膜及其周围组织的慢性、非特异性炎症。如患者每年咳嗽、咳痰达 3 个月以上，连续两年及以上，并排除其他已知原因的慢性咳嗽，即可诊断为慢性支气管炎。阻塞性肺气肿（简称肺气肿）是指肺部终末细支气管远端气腔出现异常持久的扩张，并伴有肺泡壁和细支气管的破坏而无明显肺纤维化。当慢性支气管炎和（或）肺气肿患者肺功能检查出现气流受限并且不能完全可逆时，可视为 COPD。如患者只有慢性支气管炎和（或）肺气肿，而无气流受限，则不能视为 COPD，而视为 COPD 的高危期。支气管哮喘也表现气流受限。但支气管哮喘是一种特殊的气道炎症性疾病，其气流受限具有可逆性，所以它不属于 COPD。

一、护理评估

（一）病因及发病机制

　　确切的病因不清，可能与下列因素有关。

1. 吸烟

　　吸烟是最危险的因素，烟草中的多种有害化学成分，可损伤气道上皮细胞使巨噬细胞吞噬功能降低和纤毛运动减退；黏液分泌增加，使气道净化能力减弱。支气管黏膜充血水肿、黏液积聚，而易引起感染。慢性炎症及吸烟刺激黏膜下感受器，引起支气管平滑肌收缩，气流受限。烟草、烟雾还可使氧自由基增多，诱导中性粒细胞释放蛋白酶，抑制抗蛋白酶系统，使肺弹力纤维受到破坏，诱发肺气肿形成。

2. 职业性粉尘和化学物质

　　职业性粉尘及化学物质，如烟雾、过敏原、工业废气及室内污染空气等，浓度过大或接触时间过长，均可导致与吸烟无关的 COPD。

3. 空气污染

　　大气污染中的有害气体（如二氧化硫、二氧化氮、氯气等）可损伤气道黏膜，并有细胞毒作用，使纤毛清除功能下降，黏液分泌增多，为细菌感染创造条件。

4. 感染

感染是COPD发生发展的重要因素之一。长期、反复感染可破坏气道正常的防御功能，损伤细支气管和肺泡。主要病毒为流感病毒、鼻病毒和呼吸道合胞病毒等；细菌感染以肺炎链球菌、流感嗜血杆菌、卡他莫拉菌及葡萄球菌为多见，支原体感染也是重要因素之一。

5. 蛋白酶—抗蛋白酶失衡

蛋白酶对组织有损伤和破坏作用；抗蛋白酶对弹性蛋白酶等多种蛋白酶有抑制功能。在正常情况下，弹性蛋白酶与其抑制因子处于平衡状态。其中 α_1-抗胰蛋白酶（α_1-AT）是活性较强的一种。蛋白酶增多和抗蛋白酶不足均可导致组织结构破坏产生肺气肿。

6. 其他

机体内在因素如呼吸道防御功能及免疫功能降低、自主神经功能失调、气温的突变等都可能参与COPD的发生、发展。

（二）病理生理

COPD的病理改变主要为慢性支气管炎和肺气肿的病理改变。COPD对呼吸功能的影响，早期病变仅局限于细小气道，表现为闭合容积增大。病变侵入大气道时，肺通气功能明显障碍；随肺气肿的日益加重，大量肺泡周围的毛细血管受膨胀的肺泡挤压而退化，使肺泡间的血流量减少，导致通气与血流比例失调，使换气功能障碍。由通气和换气功能障碍引起缺氧和二氧化碳潴留，进而发展为呼吸衰竭。

（三）健康史

询问患者是否存在引起慢性支气管炎的各种因素如感染、吸烟、大气污染、职业性粉尘和有害气体的长期吸入、过敏等；是否有呼吸道防御功能及免疫功能降低、自主神经功能失调等。

（四）临床表现

1. 主要症状

（1）慢性咳嗽　晨间起床时咳嗽明显，白天较轻，睡眠时有阵咳或排痰。随病程发展可终身不愈。

（2）咳痰　一般为白色黏液或浆液性泡沫痰，偶可带血丝，清晨排痰较多。急性发作伴有细菌感染时，痰量增多，可有脓性痰。

（3）气短或呼吸困难　早期仅在体力劳动或上楼等活动时出现；随着病情发展逐渐加重，日常活动甚至休息时也感到气短；是COPD的标志性症状。

（4）喘息和胸闷　重度患者或急性加重时出现喘息，甚至静息状态下也感气促。

（5）其他 晚期患者有体重下降、食欲减退等全身症状。

2. 护理体检

早期可无异常，随疾病进展，慢性支气管炎病例可闻及干啰音或少量湿啰音。有喘息症状者可在小范围内出现轻度哮鸣音。肺气肿早期体征不明显，随疾病进展出现桶状胸，呼吸活动减弱，触觉语颤减弱或消失；叩诊呈过清音，心浊音界缩小或不易叩出，肺下界和肝浊音界下移，听诊心音遥远，两肺呼吸音普遍减弱，呼气延长，并发感染时，可闻及湿啰音。

3. COPD 严重程度分级

根据第 1 秒用力呼气容积（FEV_1）占用力肺活量（FVC）的百分比、第 1 秒用力呼气容积占预计值百分比和症状对 COPD 的严重程度做出分级。

Ⅰ级：轻度，$FEV_1/FVC < 70\%$、$FEV_1 \geqslant 80\%$ 预计值，有或无慢性咳嗽、咳痰症状。

Ⅱ级：中度，$FEV_1/FVC < 70\%$、50% 预计值 $\leqslant FEV_1 < 80\%$ 预计值，有或无慢性咳嗽、咳痰症状。

Ⅲ级：重度，$FEV_1/FVC < 70\%$、30% 预计值 $\leqslant FEV_1 < 50\%$ 预计值，有或无慢性咳嗽、咳痰症状。

Ⅳ级：极重度，$FEV_1/FVC < 70\%$、$FEV_1 < 30\%$ 预计值或 $FEV_1 < 50\%$ 预计值，伴慢性呼吸衰竭。

4. COPD 病程分期

COPD 按病程可分为急性加重期和稳定期，前者指在短期内咳嗽、咳痰、气短和（或）喘息加重、脓痰增多，可伴发热等症状；稳定期指咳嗽、咳痰、气短症状稳定或轻微。

5. 并发症

COPD 可并发慢性呼吸衰竭、自发性气胸、慢性肺源性心脏病。

（五）辅助检查

1. 肺功能检查

肺功能检查是判断气流受限的主要客观指标，对 COPD 诊断、严重程度评价、疾病进展、预后及治疗反应等有重要意义。第 1 秒用力呼气容积占用力肺活量的百分比是评价气流受限的敏感指标。第 1 秒用力呼气容积占预计值百分比，是评估 COPD 严重程度的良好指标。当 $FEV_1/FVC < 70\%$ 及 $FEV_1 < 80\%$ 预计值者，可确定为不能完全可逆的气流受限。FEV_1 的逐渐减少，大致提示肺部疾病的严重程度和疾病进展的阶段。

肺气肿呼吸功能检查显示残气量增加，残气量占肺总量的百分比增大，最大通气量低于预计值的 80%；第 1 秒时间肺活量常低于 60%；残气量占肺总量的百分比增大，往往超过 40%。肺呼吸功能检查对阻塞性肺气肿的诊断有重要意义。

2. 胸部 X 线检查

早期胸部 X 线片可无变化，可逐渐出现肺纹理增粗、紊乱等非特异性改变，肺气肿的典型 X 线表现为胸廓前后径增大，肋间隙增宽，肋骨平行，膈低平。两肺透亮度增加，肺血管纹理减少或有肺大疱征象。X 线检查对 COPD 诊断特异性不高。

3. 动脉血气分析

早期无异常，随病情进展可出现低氧血症、高碳酸血症、酸碱平衡失调等，用于判断呼吸衰竭的类型。

4. 其他

COPD 合并细菌感染时，血白细胞计数增高，中性粒细胞核左移。痰培养可能检出病原菌。

（六）心理、社会表现

由于 COPD 病程长、反复发作，每况愈下，给患者带来较重的精神和经济负担，出现焦虑、悲观、沮丧等心理反应，甚至对治疗丧失信心。病情一旦发展到影响工作就会导致患者心理压力增加，生活方式发生改变，继而继续影响工作，甚至因无法工作而孤独。

二、护理诊断

（1）气体交换受损，与气道阻塞、通气不足、呼吸肌疲劳、分泌物过多等有关。
（2）清理呼吸道无效，与分泌物增多而黏稠、气道湿度减低和无效咳嗽有关。
（3）低效性呼吸形态，与气道阻塞、膈肌变平以及能量不足有关。
（4）活动无耐力，与疲劳、呼吸困难、氧供与氧耗失衡有关。
（5）营养失调低于机体需要量，与食欲降低、摄入减少、腹胀、呼吸困难、痰液增多有关。
（6）焦虑，与健康状况的改变、病情危重、经济状况有关。

三、护理目标

（1）患者能咳出痰，喘息缓解。
（2）活动耐力增强。
（3）营养得到改善。
（4）焦虑减轻。

四、护理措施

（一）一般护理

1. 休息和活动

患者采取舒适的体位，晚期患者宜采取身体前倾位，使辅助呼吸肌参与呼吸。发热、咳喘时应卧床休息，视病情安排适当的活动量，活动以不感到疲劳，不加重症状为宜。室内保持合适的温湿度，冬季注意保暖，避免直接吸入冷空气。

2. 饮食护理

呼吸功能的增强可使热量和蛋白质消耗增多，导致营养不良。应制订出高热、高蛋白、高维生素的饮食计划。正餐进食量不足时，应安排少量加餐，避免餐前和进餐时过多饮水。餐后避免平卧，有利于消化。为减少呼吸困难，保存能量，患者饭前至少休息 30 分钟。每日正餐应安排在患者最饥饿、休息最好的时间。指导患者采用缩唇呼吸和腹式呼吸减轻呼吸困难。为促进食欲，提供给患者舒适的就餐环境和喜爱的食物，餐前及咳痰后漱口，保持口腔清洁；腹胀的患者应进软食，细嚼慢咽。避免进食产气的食物，如汽水、啤酒、豆类、马铃薯和胡萝卜等；避免易引起便秘的食物，如油煎食物、干果、坚果等。如果患者通过进食不能吸收足够的营养，可应用管喂饮食或全胃肠外营养。

（二）病情观察

观察咳嗽、咳痰的情况，痰液的颜色、量及性状，咳痰是否顺畅；呼吸困难的程度，能否平卧，与活动的关系，有无进行性加重；患者的营养状况、肺部体征及有无慢性呼吸衰竭、自发性气胸、慢性肺源性心脏病等并发症产生。监测动脉血气分析和水、电解质、酸碱平衡情况。

（三）氧疗护理

呼吸困难伴低氧血症者，遵医嘱给予氧疗。一般采用鼻导管持续低流量吸氧，氧流量 $1\sim2L/min$。对 COPD 慢性呼吸衰竭者提倡进行长期家庭氧疗（LTOT）。LTOT 为持续低流量吸氧，它能改变疾病的自然病程，提高患者生活质量。LTOT 是指一昼夜吸入低浓度氧 15 小时以上，并持续较长时间，使 $PaO_2 \geqslant 60mmHg$（7.99kPa），或 SaO_2 升至 90% 的一种氧疗方法。

LTOT 指征：①$PaO_2 \leqslant 55mmHg$（7.33kPa）或 $SaO_2 \leqslant 88\%$，有或没有高碳酸血症；②PaO_2 55～60mmHg（7.33～7.99kPa）或 $SaO_2 < 88\%$，并有肺动脉高压、心力衰竭所致的水肿或红细胞增多症（血细胞比容 > 0.55）。

LTOT 对血流动力学、运动耐力、肺生理和精神状态均会产生有益的影响，从而提高 COPD 患者的生活质量和生存率。

COPD 患者因长期二氧化碳潴留，主要靠缺氧刺激呼吸中枢，如果吸入高浓度的氧，反而会导致呼吸频率和幅度降低，引起二氧化碳潴留。而持续低流量吸氧维持 $PaO_2 \geqslant 60mmHg$（7.99kPa），既能改善组织缺氧，也可防止因缺氧状态解除而抑制呼吸中枢。护理人员应密切注意患者吸氧后的变化，如观察患者的意识状态、呼吸的频率及幅度、有无窒息或呼吸停止和动脉血气分析复查结果。氧疗有效指标：患者呼吸困难减轻、呼吸频率减慢、发绀减轻、心率减慢、活动耐力增加。

（四）用药护理

1. 稳定期的治疗用药

（1）支气管舒张药　短期应用以缓解症状，长期规律应用预防和减轻症状。常选用肾上腺素受体激动剂、抗胆碱药、氨茶碱或其缓（控）释片。

（2）祛痰药　对痰不易咳出者可选用盐酸氨溴索或羧甲司坦。

2. 急性加重期的治疗用药

除使用支气管舒张药及对低氧血症者进行吸氧外，应根据病原菌类型及药物敏感情况合理选用抗生素治疗。如给予β内酰胺类/β内酰胺酶抑制剂；第二代头孢菌素、大环内酯类或喹诺酮类。如出现持续气道阻塞，可使用糖皮质激素。

3. 遵医嘱用药

遵医嘱应用抗生素、支气管舒张药、祛痰药，注意观察疗效及不良反应。

（五）呼吸功能锻炼护理

COPD患者需要增加呼吸频率来代偿呼吸困难，这种代偿多数是依赖于辅助呼吸肌参与呼吸，即胸式呼吸，而非腹式呼吸。然而胸式呼吸的有效性要低于腹式呼吸，患者容易疲劳。因此，护理人员应指导患者进行缩唇呼气、腹式呼吸、膈肌起搏（体外膈神经电刺激）、吸气阻力器等呼吸锻炼，以加强胸、膈呼吸肌肌力和耐力，改善呼吸功能。

1. 缩唇呼吸

缩唇呼吸的技巧是通过缩唇形成的微弱阻力来延长呼气时间，增加气道压力，延缓气道塌陷。患者闭嘴经鼻吸气，然后通过缩唇（吹口哨样）缓慢呼气，同时收缩腹部。吸气与呼气时间比为1：2或1：3。缩唇的大小程度与呼气流量，以能使距口唇15～20厘米处，与口唇等高点水平的蜡烛火焰随气流倾斜又不至于熄灭为宜。

2. 膈式或腹式呼吸

患者可取立位、平卧位或半卧位，两手分别放于前胸部和上腹部。用鼻缓慢吸气时，膈肌最大程度下降，腹肌松弛，腹部凸出，手感到腹部向上抬起。呼气时用口呼出，腹肌收缩，膈肌松弛，膈肌随腹腔内压增加而上抬，推动肺部气体排出，手感到腹部下降。

另外，可以在腹部放置小枕头、杂志或书锻炼腹式呼吸。如果吸气时，物体上升，证明是腹式呼吸。缩唇呼吸和腹式呼吸每日训练3～4次，每次重复8～10次。腹式呼吸会增加能量消耗，因此指导患者只能在疾病恢复期如出院前进行训练。

（六）心理护理

COPD患者因长期患病，社会活动减少、经济收入降低等方面发生的变化，容易形成焦虑和压抑的心理状态，失去自信，躲避生活。也可由于经济原因，患者可能无法按医嘱常规使用某些药物，只能在病情加重时应用。医护人员应详细了解患者及其家庭对疾病的态度，关心体贴患者，了解患者心理、性格、生活方式等方面发生的变化，与患者和家属共同制订和实施康复计划，定期进行呼吸肌功能锻炼、合理用药等，减轻症状，增强患者战胜疾病的信心；对表现焦虑的患者，教会患者缓解焦虑的方法，如听轻音乐、下棋、做游戏等娱乐活动，以分散注意力，减轻焦虑。

（七）健康指导

1. 疾病知识指导

使患者了解 COPD 的相关知识，识别和消除使疾病恶化的因素，戒烟是预防 COPD 的重要且简单易行的措施，应劝导患者戒烟；避免粉尘和刺激性气体的吸入；避免和呼吸道感染患者接触，在呼吸道传染病流行期间，尽量避免去人群密集的公共场所。指导患者要根据气候变化，及时增减衣物，避免受凉感冒。学会识别感染或病情加重的早期症状，尽早就医。

2. 康复锻炼

使患者理解康复锻炼的意义，充分发挥患者进行康复的主观能动性，制订个体化的锻炼计划，选择空气新鲜、安静的环境，进行步行、慢跑等体育锻炼。在潮湿、大风、严寒气候时，避免室外活动。教会患者和家属依据呼吸困难与活动之间的关系，判断呼吸困难的严重程度，以便合理地安排工作和生活。

3. 家庭氧疗

对实施家庭氧疗的患者，护理人员应指导患者和家属做到以下几点。

（1）了解氧疗的目的、必要性及注意事项；注意安全，供氧装置周围严禁烟火，防止氧气燃烧爆炸；吸氧鼻导管需每日更换，以防堵塞，防止感染；氧疗装置定期更换、清洁、消毒。

（2）告诉患者和家属宜采取低流量（氧流量 1～2L/min 或氧浓度 25%～29%）吸氧，且每日吸氧的时间为 10～15 小时，因夜间睡眠时，部分患者低氧血症更为明显，故夜间吸氧不宜间断；监测氧流量，防止随意调高氧流量。

五、护理评价

氧分压和二氧化碳分压维持在正常范围内；能坚持药物治疗；能演示缩唇呼吸和腹式呼吸技术；呼吸困难发作时能采取正确体位，使用节能法；清除过多痰液，保持呼吸道通畅；使用控制咳嗽方法；增加体液摄入；减少症状恶化；根据身高和年龄维持正常体重；减少急诊就诊和入院的次数。

第三节　急性呼吸道感染的护理

　　急性呼吸道感染是具有一定传染性的呼吸系统疾病，急性呼吸道感染通常包括急性上呼吸道感染和急性气管-支气管炎。急性上呼吸道感染是鼻腔、咽或喉部急性炎症的总称。常见病原体为病毒，仅有少数由细菌引起。本病全年皆可发病，但冬春季节多发，具有一定的传染性，有时引起严重的并发症，应积极防治。急性气管-支气管炎是指感染、物理、化学、过敏等因素引起的气管、支气管黏膜的急性炎症；可由急性上呼吸道感染蔓延而来；多见于寒冷季节或气候多变、突变时。

一、护理评估

（一）病因及发病机制

1. 急性上呼吸道感染

　　急性上呼吸道感染 $70\%\sim80\%$ 由病毒引起。其中主要包括流感病毒、副流感病毒、呼吸道合胞病毒、腺病毒、鼻病毒等。由于感染病毒类型较多，又无交叉免疫，人体产生的免疫力较弱且短暂，同时在健康人群中有病毒携带者，故一个人可有多次发病。细菌感染占 $20\%\sim30\%$，可直接或继病毒感染之后发生，以溶血性链球菌最为多见，其次为流感嗜血杆菌、肺炎链球菌和葡萄球菌等，偶见革兰阴性杆菌。当全身或呼吸道局部防御功能降低时，尤其是年老体弱或有慢性呼吸道疾病者更易患病，原先存在于上呼吸道或外界侵入的病毒和细菌迅速繁殖，引起本病。通过含有病毒的飞沫或被污染的用具传播，引起发病。

2. 急性气管-支气管炎

　　（1）感染　由病毒、细菌直接感染，或急性上呼吸道病毒（如腺病毒、流感病毒）、细菌（如流感嗜血杆菌、肺炎链球菌）感染迁延而来，也可在病毒感染后继发细菌感染，亦可为衣原体和支原体感染。

　　（2）物理、化学性因素　过冷空气、粉尘、刺激性气体或烟雾的吸入使气管-支气管黏膜受到急性刺激和损伤，引起本病。

　　（3）变态反应　花粉、有机粉尘、真菌孢子等的吸入以及对细菌蛋白质过敏等，均可引起气管-支气管的变态反应。寄生虫（如钩虫、蛔虫的幼虫）移行至肺，也可致病。

（二）健康史

　　有无受凉、淋雨、过度疲劳等使机体抵抗力降低等情况，应注意询问本次起病情况，既往健康情况，有无呼吸道慢性疾病史等。

（三）临床表现

1. 急性上呼吸道感染

急性上呼吸道感染主要症状和体征个体差异大，根据病因不同可有不同类型，各型症状、体征之间无明显界定，也可互相转化。

（1）普通感冒　又称急性鼻炎或上呼吸道卡他，以鼻咽部卡他症状为主要表现，俗称"伤风"。检查可见鼻腔黏膜充血、水肿、有分泌物，咽部轻度充血。如无并发症，一般经5～7日痊愈。

流行性感冒（简称流感）则由流感病毒引起，起病急，鼻咽部症状较轻，但全身症状较重，伴高热、全身酸痛和眼结膜炎症状，而且常有较大或大范围的流行。

（2）病毒性咽炎和喉炎　临床特征为咽部发痒、不适和灼热感、声嘶、讲话困难、咳嗽、咳嗽时咽喉疼痛，无痰或痰呈黏液性，有发热和乏力感；伴有咽下疼痛时，常提示有链球菌感染；体检发现咽部明显充血和水肿、局部淋巴结肿大且触痛，提示流感病毒和腺病毒感染，腺病毒咽炎可伴有眼结膜炎。

（3）疱疹性咽峡炎　主要由柯萨奇病毒A引起，夏季好发。有明显咽痛、常伴有发热，病程约1周。体检可见咽充血，软腭、腭垂、咽和扁桃体表面有灰白色疱疹及浅表溃疡，周围有红晕。多发于儿童，偶见于成人。

（4）咽结膜热　常为柯萨奇病毒、腺病毒等引起。夏季好发，游泳传播为主，儿童多见。其症状表现为发热、咽痛、畏光、流泪、咽及结膜明显充血。病程为4～6日。

（5）细菌性咽扁桃体炎　多由溶血性链球菌感染所致，其次为流感嗜血杆菌、肺炎链球菌、葡萄球菌等引起。起病急，咽痛明显、伴畏寒、发热，体温超过39℃。检查可见咽部明显充血，扁桃体充血肿大，其表面有黄色点状渗出物，颌下淋巴结肿大伴压痛，肺部无异常体征。

本病如不及时治疗可并发急性鼻窦炎、中耳炎、急性气管-支气管炎。部分患者可继发病毒性心肌炎、肾炎、风湿热等。

2. 急性气管-支气管炎

急性气管-支气管炎起病较急，常先有急性上呼吸道感染的症状，继之出现干咳或少量黏液性痰，随后可转为黏液脓性或脓性痰液；痰量增多，咳嗽加剧，偶可痰中带血。全身症状一般较轻，可有发热，38℃左右，多于3～5日后消退。咳嗽、咳痰为最常见的症状，常为阵发性咳嗽，咳嗽、咳痰可延续2～3周才消失，如迁延不愈，则可演变为慢性支气管炎。呼吸音常正常或增粗，两肺可听到散在干、湿性啰音。

（四）辅助检查

1. 血常规

病毒感染者白细胞计数正常或偏低，淋巴细胞比例升高；细菌感染者白细胞计数和中性粒细胞增高，可有核左移现象。

2. 病原学检查

可做病毒分离和病毒抗原的血清学检查，确定病毒类型，以区别病毒和细菌感染。细菌培养及药物敏感试验，可判断细菌类型，并可指导临床用药。

3. X线检查

胸部 X 线多无异常改变。

二、护理诊断

（1）鼻塞、流涕、咽痛、头痛与病毒和（或）细菌感染有关。
（2）潜在并发症，如鼻窦炎、中耳炎、心肌炎、肾炎、风湿性关节炎。

三、护理目标

（1）患者躯体不适感缓解，日常生活不受影响。
（2）体温恢复正常。
（3）呼吸道通畅。
（4）睡眠改善。
（5）无并发症发生或并发症被及时控制。

四、护理措施

（一）一般护理

注意隔离患者，减少探视，避免交叉感染。患者咳嗽或打喷嚏时应避免对着他人。患者使用的餐具、痰盂等用具应按规定消毒，或用一次性器具，回收后焚烧弃去。多饮水，补充足够的热量，给予清淡易消化、富含营养的食物，避免刺激性食物，戒烟、酒。患者以休息为主，特别是在发热期间。部分患者往往因剧烈咳嗽而影响正常的睡眠，可给患者提供容易入睡的休息环境，保持病室适宜温度、湿度和空气流通。保证周围环境安静，关闭门窗。指导患者运用促进睡眠的方式，如睡前泡脚、听音乐等。必要时可遵医嘱给予镇咳、祛痰或镇静药物。

（二）病情观察

关注疾病流行情况、鼻咽部发生的症状、体征及血常规和胸部 X 线片改变。注意并发症，如耳痛、耳鸣、听力减退、外耳道流脓等提示中耳炎；如头痛剧烈、发热、伴脓涕、鼻窦有压痛等提示鼻窦炎；如在恢复期出现胸闷、心悸、眼睑水肿、腰酸和关节痛等提示心肌炎、肾炎或风湿性关节炎，应及时就诊。

(三) 对症护理

1. 高热护理

体温超过 37.5℃，应每 4 小时测体温 1 次，观察体温过高的早期症状和体征，体温突然升高或骤降时，应随时测量和记录，并及时报告医师。体温高于 39℃时，要采取物理降温，降温效果不好可遵照医嘱选用适当的解热剂进行降温。患者出汗后应及时处理，保持皮肤的清洁和干燥，并注意保暖。鼓励多饮水。

2. 保持呼吸道通畅

清除气管、支气管内分泌物，减少痰液在气管、支气管内的聚积。指导患者采取舒适的体位进行有效咳嗽。观察咳痰情况，如痰液较多且黏稠，可嘱患者多饮水，或遵照医嘱给予雾化吸入治疗，以湿润气道、利于痰液排出。

(四) 用药护理

1. 对症治疗

选用抗感冒复合剂或中成药减轻发热、头痛症状，减少鼻、咽充血和分泌物的分泌，如对乙酰氨基酚（扑热息痛）、银翘解毒片等。干咳者可选用右美沙芬、喷托维林（咳必清）等；咳嗽有痰者可选用复方氯化铵合剂、溴己新（必嗽平）或雾化祛痰。咽痛者可含服金嗓子喉片或草珊瑚含片等。气喘者可用平喘药，如特布他林、氨茶碱等。

2. 抗病毒药物

早期应用抗病毒药有一定疗效，可选用利巴韦林、奥司他韦、金刚烷胺、吗啉胍和抗病毒中成药等。

3. 抗菌药物

如有细菌感染，最好根据药物敏感试验选择有效抗菌药物治疗，常可选用大环内酯类、青霉素类、氟喹诺酮类及头孢菌素类。

根据医嘱选用药物，告知患者药物的作用、可能发生的不良反应和服药的注意事项，如按时服药；应用抗生素者，注意观察有无迟发型过敏反应发生；对于应用解热镇痛药者注意避免大量出汗引起虚脱等；发现异常及时就诊等。

(五) 心理护理

急性呼吸道感染预后良好，多数患者于 1 周内康复，仅少数患者可因咳嗽迁延不愈而发展为慢性支气管炎，患者一般无明显心理负担。但如果咳嗽较剧烈，加之伴有发热，可能会影响患者的休息、睡眠，进而影响工作和学习，个别患者产生急于缓解咳嗽等症状的焦虑情绪。护理人员应与患者进行耐心、细致的沟通，通过对病情的客观评价，解除患者的心理顾虑，建立治疗疾病的信心。

（六）健康指导

1. 疾病知识指导

帮助患者和家属掌握急性呼吸道感染的诱发因素及本病的相关知识，避免受凉、过度疲劳，注意保暖；外出时可戴口罩，避免寒冷空气对气管、支气管的刺激。积极预防和治疗上呼吸道感染，症状改变或加重时应及时就诊。

2. 生活指导

平时应加强耐寒锻炼，增强体质，提高机体免疫力；有规律生活，避免过度劳累；保持室内空气新鲜、阳光充足；少去人群密集的公共场所；戒烟、酒。

五、护理评价

（1）患者不适感缓解或改善。

（2）睡眠质量提高。

（3）未发生并发症或发生后被及时控制。

第四节　支气管扩张的护理

支气管扩张是指直径大于 2mm 的支气管由于管壁的肌肉和弹性组织破坏引起的慢性异常扩张。临床特点为慢性咳嗽、咳大量脓性痰和（或）反复咯血。患者常有童年麻疹、百日咳或支气管肺炎等病史。随着人们生活条件的改善，麻疹、百日咳疫苗的预防接种，以及抗生素的应用，本病发病率已明显降低。

一、护理评估

（一）病因及发病机制

1. 支气管-肺组织感染和支气管阻塞

支气管-肺组织感染和支气管阻塞是支气管扩张的主要病因。感染和阻塞症状相互影响，促使支气管扩张的发生和发展。其中婴幼儿期支气管-肺组织感染是最常见的病因，如婴幼儿麻疹、百日咳、支气管肺炎等。

由于儿童支气管较细，易阻塞，且管壁薄弱，反复感染破坏支气管壁各层结构，尤其是平滑肌和弹性纤维的破坏削弱了对管壁的支撑作用。支气管炎使支气管黏膜充血、水肿、分泌物阻塞管腔，导致引流不畅而加重感染。支气管内膜结核、肿瘤、异物引起管腔狭窄、阻塞，也是导致支气管扩张的原因之一。由于左下叶支气管细长，且受心脏血管压迫引流不畅，容易发生感染，故支气管扩张多见于左下叶。肺结核引起的支气管扩张多发生在上叶。

2. 支气管先天性发育缺陷和遗传因素

此类支气管扩张较少见，如巨大气管-支气管症、Kartagener 综合征（支气管扩张、鼻窦炎和内脏异位）、肺囊性纤维化、先天性丙种球蛋白缺乏症等。

3. 全身性疾病

目前已发现类风湿关节炎、克罗恩病、溃疡性结肠炎、系统性红斑狼疮、支气管哮喘等疾病可同时伴有支气管扩张；有些不明原因的支气管扩张患者，其体液免疫和（或）细胞免疫功能有不同程度的异常，提示支气管扩张可能与机体免疫功能失调有关。

（二）临床表现

1. 症状

（1）慢性咳嗽、大量脓痰　痰量与体位变化有关。晨起或夜间卧床改变体位时，咳嗽加剧、痰增多。通过痰量多少可估计病情严重程度。感染急性发作时，痰量明显增多，每日可达数百毫升，外观呈黄绿色脓性痰，痰液静置后出现分层的特征：上层为泡沫；中层为脓性黏液；下层为坏死组织沉淀物。合并厌氧菌感染时痰有臭味。

（2）反复咯血　50%～70%的患者有程度不等的反复咯血，咯血量与病情严重程度和病变范围不完全一致。大咯血最主要的危险是窒息，应紧急处理。部分发生于上叶的支气管扩张，引流较好，痰量不多或无痰，以反复咯血为唯一症状，称为"干性支气管扩张"。

（3）反复肺部感染　其特点是同一肺段反复发生肺炎并迁延不愈。

（4）慢性感染中毒症状　反复感染者可出现发热、乏力、食欲减退、消瘦、贫血等，儿童可影响发育。

2. 体征

早期或干性支气管扩张多无明显体征，病变重或继发感染时在下胸部、背部常可闻及局限性、固定性湿啰音，有时可闻及哮鸣音；部分慢性患者伴有杵状指（趾）。

（三）辅助检查

1. 胸部 X 线检查

早期无异常或仅见患侧肺纹理增多、增粗的现象，三个典型表现是轨道征和卷发样阴影，感染时阴影内出现液平面。

2. 胸部 CT 检查

管壁增厚的柱状扩张或成串成簇的囊状改变。

3. 纤维支气管镜检查

此项检查有助于发现患者出血的部位，鉴别腔内异物、肿瘤或其他支气管阻塞原因。

二、护理诊断

1. 诊断要点

根据患者有慢性咳嗽、大量脓痰、反复咯血的典型临床特征，以及肺部闻及固定而局限性的湿啰音，结合儿童时期有诱发支气管扩张的呼吸道病史，一般可作出初步临床诊断。胸部 X 线检查和纤维支气管镜检查可进一步明确诊断。

2. 常用护理诊断

（1）清理呼吸道无效，咳嗽、大量脓痰、肺部湿啰音与痰液黏稠和无效咳嗽有关。

（2）有窒息的危险，与痰多、痰液黏稠或大咯血造成气道阻塞有关。

（3）营养失调，乏力、消瘦、贫血、发育迟缓与反复感染导致机体消耗增加以及患者食欲缺乏、营养物质摄入不足有关。

（4）恐惧，精神紧张、面色苍白、出冷汗与突然或反复大咯血有关。

三、护理目标

治疗原则是保持呼吸道引流通畅，控制感染，处理咯血，必要时手术治疗。

1. 保持呼吸道通畅

（1）药物治疗　祛痰药及支气管舒张药具有稀释痰液、促进排痰作用。

（2）体位引流　对痰多且黏稠者作用尤其重要。

（3）经纤维支气管镜吸痰　若体位引流排痰效果不理想，可经纤维支气管镜吸痰及生理盐水冲洗痰液，也可局部注入抗生素。

2. 控制感染

控制感染是支气管扩张急性感染期的主要治疗措施。应根据症状、体征、痰液性状，必要时参考细菌培养及药物敏感试验结果选用抗菌药物。

3. 手术治疗

对反复呼吸道急性感染或大咯血，病变局限在一叶或一侧肺组织，经药物治疗无效、全身状况良好的患者，可考虑手术切除病变肺段或肺叶。

四、护理措施

（一）一般护理

1. 休息与环境

急性感染或咯血时应卧床休息，大咯血患者需绝对卧床，取患侧卧位。病室内保持空气流通，维持适宜的温、湿度，注意保暖。

2. 饮食护理

提供高热量、高蛋白、高维生素饮食，发热患者给予高热量流质或半流质饮食，避免冰冷、油腻、辛辣食物诱发咳嗽。鼓励患者多饮水，每天 1500mL 以上，以稀释痰液。指导患者在咳痰后及进食前后用清水或漱口液漱口，保持口腔清洁，促进食欲。

（二）病情观察

观察痰液的量、颜色、性状、气味和与体位的关系，记录 24 小时痰液排出量；定期测量生命体征，记录咯血量，观察咯血的颜色、性状及量；病情严重者需观察有无窒息症状，发现窒息先兆，立即向医师汇报并配合处理。

（三）对症护理

1. 促进排痰

（1）指导有效咳嗽和正确的排痰方法。

（2）采取体位引流者需依据病变部位选择引流体位，使病肺居上，引流支气管开口向下，利于痰液流出。一般于饭前 1 小时进行。引流时可配合胸部叩击，提高引流效果。

（3）必要时遵医嘱选用祛痰剂或 β_2 受体激动剂喷雾吸入，扩张支气管、促进排痰。

2. 预防窒息

（1）痰液排除困难者，鼓励多饮水或雾化吸入，协助患者翻身，叩背或体位引流，以促进痰液排除，减少窒息发生的危险。

（2）密切观察患者的表情、神志、生命体征，观察并记录痰液的颜色、量与性状，及时发现和判断患者有无发生窒息的可能。如患者突然出现烦躁不安、神志不清、面色苍白或发绀、出冷汗、呼吸急促、咽喉部明显的痰鸣音，应警惕窒息的发生，并及时通知医师。

（3）对意识障碍、年老体弱、咳嗽咳痰无力、咽喉部有明显痰鸣音、神志不清者，突然有大量呕吐物涌出者等其他高危患者，立即做好抢救准备，如迅速备好吸引器、气管插管或气管切开等用物，积极配合抢救工作。

（四）心理护理

病程较长，咳嗽咳痰、咯血反复发作或逐渐加重时，患者易产生焦虑、沮丧情绪。护士应多与其交谈，讲明支气管扩张反复发作的原因及治疗进展，帮助患者树立战胜疾病的信心，缓解焦虑不安情绪。咯血时医护人员应陪伴、安慰患者，帮助其稳定情绪，避免因情绪波动加重出血。

（五）健康教育

1. 疾病知识指导

帮助患者及家属了解疾病发生、发展与治疗、护理过程。与其共同制订长期防治计划。宣传防治百日咳、麻疹、支气管肺炎、肺结核等呼吸道感染的重要性；及时治疗上呼吸道慢性病灶；避免受凉，预防感冒；戒烟，减少刺激性气体吸入，防止病情恶化。

2. 生活指导

讲明加强营养对机体康复的作用，使患者能主动摄取必需的营养素，以增强机体抗病能力。鼓励患者参加体育锻炼，建立良好的生活习惯，劳逸结合，以维护心、肺功能状态。

3. 用药指导

向患者介绍常用药物的用法和注意事项，观察药物疗效及不良反应。指导患者及家属学习和掌握有效咳嗽、胸部叩击、雾化吸入和体位引流的方法，以利于长期坚持，控制病情的发展；了解抗生素的作用、用法和不良反应。

4. 自我监测指导

定期复查。叮嘱患者按医嘱服药，教会患者观察药物的不良反应。教会患者识别病情变化的征象，观察痰液量、颜色、性状、气味和与体位的关系，并记录 24 小时痰液排出量。如有咯血、窒息先兆，立即前往医院就诊。

第五节　支气管哮喘的护理

支气管哮喘是一种慢性气管炎症性疾病，其支气管壁存在以肥大细胞、嗜酸细胞和 T 淋巴细胞为主的炎性细胞浸润，可经治疗缓解或自然缓解。本病多发于青少年，儿童多于成人，城市多于农村。近年的流行病学显示，哮喘的发病率和病死率均有所增加，我国哮喘发病率为 $1\% \sim 2\%$。支气管哮喘的病因较为复杂，大多在遗传因素的基础上，受到体内外多种因素激发而发病，并反复发作。

一、护理评估

（一）症状和体征

典型的支气管哮喘，发作前多有鼻痒、打喷嚏、流涕、咳嗽、胸闷等先兆症状，进而出现呼气性的呼吸困难伴喘鸣，患者被迫呈端坐呼吸、咳嗽、咳痰。发作持续几十分钟至数小时后自行或经治疗缓解。此为速发性哮喘反应。迟发性哮喘反应时，患者气管呈持续高反应性状态，上述表现更为明显，较难控制。

少数患者可出现哮喘重度或危重度发作，表现为重度呼气性呼吸困难、焦虑、烦躁、端坐呼吸、大汗淋漓、嗜睡或意识模糊，应用一般支气管扩张药物不能缓解。此类患者不及时救治，可危及生命。

（二）辅助检查

1. 血液检查

嗜酸性粒细胞、血清总免疫球蛋白 E（IgE）及特异性免疫球蛋白 E 均可增高。

2. 胸部 X 线检查

哮喘发作期由于肺脏充气过度，肺部透亮度增高，合并感染时可见肺纹理增多及炎症阴影。

3. 肺功能检查

哮喘发作期有关呼气流速的各项指标，如第 1 秒用力呼气容积（FEV）、最大呼气流速峰值（PEF）等均降低。

二、护理目标

本病的防治原则是去除病因、控制发作和预防发作。控制发作应根据患者发作的轻重程度，抓住解痉、抗感染两个主要环节，迅速控制症状。

1. 解痉

哮喘轻、中度发作时，常用氨茶碱稀释后静脉注射或加入液体中静脉滴注。根据病情吸入或口服 β_2 受体激动剂。常用的 β_2 受体激动剂气雾吸入剂有沙丁胺醇等。

哮喘重度发作时，应及早静脉给予足量氨茶碱及琥珀酸氢化可的松或甲泼尼龙琥珀酸钠，待病情得到控制后再逐渐减量，改为口服泼尼松龙，或根据病情吸入糖皮质激素，应注意不宜骤然停药，以免复发。

2. 抗感染

肺部感染的患者，应根据细菌培养及药敏结果选择应用有效抗生素。

3. 稳定内环境

及时纠正水、电解质及酸碱失衡。

4. 保证气管通畅

痰多而黏稠不易咳出或有严重缺氧及二氧化碳潴留者，应及时行气管插管吸出痰液，必要时行机械通气。

三、护理措施

（一）一般护理

（1）将患者安置在清洁、安静、空气新鲜、阳光充足的房间，避免接触过敏原，如花粉、皮毛、油烟等。护理操作时防止灰尘飞扬。喷洒灭蚊蝇剂或某些消毒剂时要转移患者。

（2）患者哮喘发作呼吸困难时应给予适宜的靠背架或过床桌，让患者伏桌而坐，以帮助患者呼吸，减少疲劳。

（3）给予营养丰富的易消化的饮食，多食蔬菜、水果，多饮水。同时注意保持大便通畅，减少因用力排便所致的疲劳。严禁食用与患者发病有关的食物，如鱼、虾、蟹等，并协助患者寻找过敏原。

（4）危重期患者应保持皮肤清洁干燥，定时翻身，防止压疮发生。如大剂量使用糖皮质激素，应做好口腔护理，防止发生口腔炎。

（5）哮喘重度发作时，由于大汗淋漓、呼吸困难甚至有窒息感，所以患者极度紧张、烦躁、疲倦。要耐心安慰患者，及时满足患者需求，缓解其紧张情绪。

（二）病情观察

1. 观察哮喘发作先兆

如患者主诉有鼻、咽、眼部发痒及咳嗽、流鼻涕等黏膜过敏症状时，应及时报告医师采取措施，减轻发作症状，尽快控制病情。

2. 观察药物的不良反应

氨茶碱 $0.25g$ 加入 $25\%\sim50\%$ 葡萄糖注射液 $20mL$，静脉推注，至少要在 5 分钟以上，因浓度过高或推注过快可使心肌过度兴奋而产生心悸、惊厥、血压骤降等严重反应。使用时要现配现用。静脉滴注时，不宜和维生素 C、促皮质激素、去甲肾上腺素、四环素类等配伍。糖皮质激素类药物久用可引起钠潴留、血钾降低、消化道溃疡病、高血压、糖尿病、骨质疏松、停药反跳等，须加强观察。

3. 根据患者缺氧情况调整氧流量

氧流量一般为 $3\sim5L/min$。保持气体充分湿化，氧气湿化瓶每日更换、消毒，防止医源性感染。

4. 观察痰液黏稠度

哮喘发作患者由于过度通气，出汗过多，因而身体丢失水分增多，致使痰液黏稠形成痰栓，阻塞小支气管，导致呼吸不畅，感染难以控制。应通过静脉补液和饮水补足水分和电解质。

5. 严密观察有无并发症

如自发性气胸肺不张、脱水、酸碱失衡、电解质紊乱、呼吸衰竭、肺性脑病等并发症。监测动脉血气、生化指标，如发现异常需及时对症处理。

6. 注意呼吸频率、深浅幅度和节律

重度发作患者喘鸣音减弱乃至消失，呼吸变浅，神志改变，常提示病情危急，应及时处理。

（三）家庭护理

1. 增强体质，积极防治感染

平时注意增加营养，根据病情做适量体力活动，如散步、做简易操、打太极拳等，以提高机体免疫力。当感染发生时应及时就诊。

2. 注意防寒避暑

寒冷可引起支气管痉挛、分泌物增加，同时感冒易致支气管及肺部感染。因此，冬季应适当提高居室温度；秋季进行耐寒锻炼防治感冒；夏季避免大汗，防止痰液过稠不易咳出。

3. 尽量避免接触过敏原

患者应戒烟，尽量避免到人员众多、空气污浊的公共场所。保持居室空气清新，室内可安装空气净化器。

4. 防止呼吸肌疲劳

坚持进行呼吸锻炼。

5. 稳定情绪

一旦哮喘发作，应控制情绪，保持镇静，及时吸入支气管扩张气雾剂。

6. 家庭氧疗

家庭氧疗又称缓解期氧疗，对于患者的病情控制、存活期的延长和生活质量的提高有着重要意义。家庭氧疗时应注意氧流量的调节，严禁烟火，防止火灾。

7. 缓解期处理

哮喘缓解期的防治非常重要，对于防止哮喘发作及恶化、维持正常肺功能、提高生活质量、保持正常活动量等均具有重要意义。哮喘缓解期患者，应坚持吸入糖皮质激素，可有效控制哮喘发作。吸入色甘酸钠和口服酮替酚亦有一定的预防哮喘发作的作用。

第六节　肺结核患者的护理

肺结核是结核分枝杆菌引起的慢性呼吸道传染性疾病，结核分枝杆菌可累及全身

多个器官，但以肺部最为常见。结核病是全球流行的传染性疾病之一，在全球所有传染性疾病中，结核病仍是成年人的首要死亡原因。20 世纪 60 年代起，化疗已成功控制结核病。20 世纪 80 年代中期以来，随着环境污染和艾滋病的传播，结核病出现全球恶化趋势。WHO 于 1993 年宣布结核病处于"全球紧急状态"，以提醒公众加深对结核病的认识。我国结核病总的疫情虽有明显下降，但流行形势仍十分严峻。

一、护理评估

（一）病因

1. 结核分枝杆菌

属于分枝抗酸杆菌。结核分枝杆菌为需氧菌，生长缓慢、对外界抵抗力较强，在阴冷潮湿环境下能生存 5 个月以上。但在阳光下暴晒 2 小时、病房常用紫外线灯消毒 30 分钟、70％乙醇接触 2 分钟、1.5％煤酚皂（来苏儿液）接触 2～12 小时或煮沸 5 分钟均可被杀灭。将痰吐在纸上直接焚烧是最简易的灭菌方法。

2. 结核病在人群中的传播

（1）传染源　主要是痰涂片阳性且未经治疗的肺结核患者。

（2）传播途径　飞沫传播是肺结核最主要的传播途径。开放性肺结核患者通过咳嗽、喷嚏、大笑、大声谈话等方式将带菌的飞沫排到空气中，或随地吐痰，痰菌随尘土飞扬，使人吸入引起肺内感染。饮用含结核杆菌的牛奶，经消化道传染是次要途径，国内少见，但牧区仍要重视，严格消毒制度。

（3）易感人群　婴幼儿、老年人、糖尿病患者、艾滋病患者及使用特殊药物等免疫功能低下的人群。

（4）影响传染性的因素　传染性的大小取决于患者排出结核分枝杆菌量的多少、空间含结核分枝杆菌微滴的密度及通风情况、接触的密切程度和时间长短以及个体免疫力的状况。

（二）临床表现

1. 症状

（1）结核中毒症状　发热最为常见，多表现为长期午后低热、盗汗，伴乏力、食欲减退。

（2）呼吸系统症状

① 咳嗽、咳痰是肺结核最常见症状。

② 咯血，炎性病灶的毛细血管扩张，通透性增加可引起痰中带血；小血管损伤或结核空洞内血管瘤破裂，则可致中等量以上咯血、大咯血，甚至发生失血性休克。

③ 结核病变波及胸膜可引起胸痛，并随呼吸及咳嗽加重。

④ 呼吸困难，多见于慢性重症结核或大量胸腔积液患者。

2. 体征

早期无明显体征。当病变范围较大，空洞形成时，可出现相应的肺实变征象。成年人肺结核好发于肺尖，在肩胛区或锁骨上下区听诊有细湿啰音，对肺结核的诊断具有重要意义。

3. 结核病的临床分类

（1）原发性肺结核（Ⅰ型）　多见于儿童或者边远地区的成年人。症状多轻微类似感冒，病灶多位于肺通气较大部位，并引起淋巴管炎和淋巴结炎。肺内原发病灶、引流的淋巴管炎和肿大的肺门淋巴结统称原发综合征，呈哑铃型阴影。

（2）血行弥散型肺结核（Ⅱ型）　小儿多见，起病急、全身中毒症状重；包括急性粟粒型肺结核，半数以上合并结核性脑膜炎；继发性或慢性血行弥散型肺结核，起病慢，中毒症状轻。

（3）继发性肺结核（Ⅲ型）　是成年人中最常见的肺结核类型，病程长，易反复；包括浸润型肺结核，干酪型肺结核，空洞型肺结核，结核球、纤维空洞型肺结核。

（4）结核性胸膜炎　包括结核性干性胸膜炎和结核性渗出性胸膜炎。

（5）其他肺外结核　按部位和脏器命名，如骨关节结核、肾结核、肠结核等。

（6）菌阴肺结核　为3次痰涂片及1次菌培养阴性的肺结核。

（三）辅助检查

1. 痰结核菌检查

此项检查是确诊肺结核最可靠的方法，痰菌阳性说明病灶为开放的，有传染性。

2. 胸部 X 线检查

不仅可早期发现肺结核，还可了解病灶的范围、性质、进展情况及治疗的效果，对治疗方案很有帮助。肺结核常见 X 线表现有纤维化的硬结病灶，呈斑点、条索或结节状，边缘清晰，密度较高；浸润性病灶，呈云雾状阴影，边缘模糊，密度较低；干酪样病灶表现为密度较高，浓淡不一，可有环形边界透光区的空洞。

3. 结核分枝杆菌素（简称结素）试验

用于检出结核分枝杆菌的感染，而非检出结核病。目前临床广泛应用的是结核分枝杆菌素的纯蛋白衍生物（PPD）试验。

（1）方法　在左前臂屈侧皮内注射 0.1mL（5U）PPD，48～72 小时后观察反应。

（2）结果判定　以局部硬结直径为依据，<5mm 为阴性反应（－）；5～9mm 为弱阳性反应（＋）；10～19mm 为阳性反应（＋＋）；≥20mm 或局部出现水疱、坏死为强阳性（＋＋＋）。

（3）意义　阳性反应仅表示曾有结核感染，并不一定患病。若呈强阳性，常提示体内有活动性结核灶。结核菌素试验阴性反应，除提示没有结核分枝杆菌感染外，还可见于以下情况：结核分枝杆菌感染早期（4～8周内）；免疫力下降者如应用糖皮质激素、严重肺结核、HIV感染者或老年人等。

结核菌素试验主要测定是否有过结核分枝杆菌的感染，或用于测定卡介苗接种前后是否成功，对婴幼儿的诊断价值大于成年人，应正确评估其在临床中的地位。

4. 其他检查

活动性肺结核血沉常增快，可作为观察病情变化和判断疗效的参考指标。纤维支气管镜检查对于支气管结核的诊断具有重要价值。

（四）心理、社会状况

由于患者对肺结核病缺乏正确认识，担心疾病会影响生活、工作，会出现焦虑；结核患者住院需隔离治疗，患者常常会感到孤独；加之疾病病程长，需长期服药，效果不明显时，会引起悲观厌世情绪；当症状加重时，患者即会出现紧张、恐惧的心理。

二、治疗要点

（一）化学治疗

1. 治疗原则

化学治疗是目前治疗结核病最有效的方法，其治疗原则是早期、联合、适量、规律、全程。

2. 常用抗结核药物

理想的抗结核药物应具有杀菌、灭菌和较强的抑菌作用，不良反应小，价廉，使用方便，药源充足；药物经使用后能在血液中达到有效浓度，并能渗入脑脊液内，疗效快而持久。常用抗结核药物的剂量及其主要不良反应见表4-1。

表4-1 常用抗结核药物的剂量及其主要不良反应

药名（缩写）	每日剂量/g	间歇疗法剂量/（g/d）	主要不良反应
异烟肼（H，INH）	0.3	0.6～0.8	周围神经炎、偶有肝损害
利福平（R，REP）	0.45～0.6	0.6～0.9	肝损害、变态反应
链霉素（S，SM）	0.75～1.0	0.75～1.0	听力障碍、眩晕、肾损害
吡嗪酰胺（Z，PZA）	1.5～2.0	2.0～3.0	胃肠道不适、肝损害、高尿酸血症、关节痛
乙胺丁醇（E，EMB）	0.75～1.0	1.5～2.0	视神经炎
对氨基水杨酸钠（P，PAS）	8～12	10～12	胃肠道反应、变态反应、肝损害

3. 治疗方案

常采用间歇用药、短程化疗，选择药物时可选用杀菌作用较强的异烟肼及利福平，疗程 6～9 个月；也可根据病情选择联合用药和疗程。

（二）对症治疗

1. 毒性症状

在有效抗结核治疗 1～2 周内多可消失，无须特殊处理。有高热或大量胸腔积液者，可在使用抗结核药物的同时，加用糖皮质激素（如泼尼松龙），通常使用中小剂量，疗程在 1 个月以内。

2. 咯血

少量咯血患者，以休息、止咳等对症治疗为主。中等或大量咯血时，应严格卧床休息，应用止血药物如垂体后叶素。药物治疗无效或咯血不止时可考虑经支气管镜局部止血。

（三）手术治疗

手术治疗适用于化学治疗无效且多重耐药的厚壁空洞、大块干酪灶、结核性脓胸、支气管胸膜瘘和大咯血保守治疗无效者。

三、护理诊断

（1）营养失调低于机体需要量，与机体消耗增加、食欲减退有关。
（2）有孤独感，与呼吸道隔离有关。
（3）潜在并发症，如大咯血、窒息等。
（4）知识缺乏，缺乏配合结核病药物治疗和消毒隔离的知识。

四、护理措施

（一）一般护理

1. 休息与活动

保持病室环境安静、整洁、舒适，保证充足的睡眠和休息。恢复期可适当增加户外活动（如散步、打太极拳、做保健操等），加强体质锻炼，以增强机体免疫功能。

2. 饮食护理

肺结核是一种慢性消耗性疾病，宜给予高蛋白、高热量、富含维生素的易消化饮食。蛋白质可以鱼、肉、蛋、牛奶、豆制品等作为主要的来源。鼓励患者多饮水，每日不少于 1500～2000mL，以保持机体代谢的需要和促进毒素的排泄。大咯血者暂禁食，小量咯血者宜进少量温凉的流质饮食，保持大便通畅，避免用力排便时腹压增高而引起再次咯血。

（二）病情观察

注意观察患者结核毒性症状，监测生命体征等方面的变化，注意咯血的量、颜色、性状及出血的速度，观察有无咯血先兆的发生。

（三）咯血护理

（1）少量咯血者应静卧休息，大量咯血者需要绝对卧床休息。协助患者取患侧卧位，以减少患侧的活动度，防止病灶扩散至健侧，同时也有利于健侧肺的通气功能。

（2）咯血时不要屏气，将血轻轻咯出，以免诱发喉头痉挛，造成呼吸道阻塞、窒息。

（3）大量咯血患者可使用垂体后叶素，以收缩小动脉，减少肺血流量，减轻咯血。静脉滴注时速度不宜过快，以免引起恶心、便意、心悸、面色苍白等不良反应。冠心病、高血压患者及孕妇忌用。

（四）药物护理

（1）向患者及其家属介绍抗结核药物的治疗知识，并强调按医嘱坚持规律、合理化疗的重要性。

（2）督促患者严格按医嘱服药，提高服药的依从性。叮嘱患者一旦出现药物不良反应，不可擅自停药，应及时与医师沟通，按医嘱进行调整。

（五）心理护理

肺结核导致的躯体不适及它的传染性，常使患者感到悲观、孤独无助，甚至不配合治疗。医护人员应向患者介绍疾病的有关知识，解释呼吸道隔离的必要性，告知肺结核病是可防可治的，只有坚持合理、全程治疗才可以完全康复，令患者树立治疗信心。指导患者家属关心爱护患者，减轻患者的心理压力。

五、健康指导

（一）疾病预防指导

1. 控制传染源

及早发现患者并登记管理，及时给予合理治疗和良好护理，是预防结核病疫情的关键。

2. 切断传播途径

注意个人卫生，严禁随地吐痰，以防止飞沫传播。餐具煮沸消毒，同桌共餐时使用公筷，以预防传染。衣物、被褥、书籍在烈日下暴晒 6 小时以上。

3. 保护易感人群

给未受过结核分枝杆菌感染的人群接种卡介苗，使人体对结核分枝杆菌产生获得性免疫力。对易发病的高危人群，可应用预防性化学治疗。

（二）疾病知识指导

定期复查胸部 X 线片和肝、肾功能，及时调整治疗方案。强调坚持规律、全程、合理用药的重要性，取得患者与家属的配合。

（三）生活指导

叮嘱患者保持乐观的心态，戒除悲观情绪；合理安排休息，避免劳累；加强锻炼，增加抵抗疾病的能力；做好坚持服药的心理准备，树立信心。

第七节　慢性肺源性心脏病患者的护理

慢性肺源性心脏病（简称慢性肺心病）是由于支气管、肺、胸廓或肺血管的慢性病变引起肺动脉高压，右心负荷加重，导致右心室肥厚、扩大，甚至发生右心衰竭的心脏病。慢性肺心病是我国呼吸系统的常见病、多发病，随着年龄增长患病率增高，急性发作以冬春季多见，常见诱因为急性呼吸道感染。

一、护理评估

（一）病因

1. 支气管、肺疾病

以慢性阻塞性肺疾病（COPD）最常见，占 80%～90%，其次如支气管哮喘、支气管扩张、重症肺结核、肺纤维化等。

2. 胸廓运动受限

脊椎后凸或侧弯，脊柱结核、广泛胸膜粘连所致的胸廓和脊柱畸形。

3. 肺血管病变

肺小动脉炎、慢性血栓栓塞性肺动脉高压，或原因不明的肺动脉高压征。

（二）发病机制

1. 肺动脉高压的形成

是慢性肺心病发病的关键环节。缺氧、二氧化碳潴留和呼吸性酸中毒导致肺血管收缩、痉挛，其中缺氧是形成肺动脉高压的重要因素；肺血管解剖结构的变化，引起肺循环血流动力学障碍以及血容量增多和血液黏稠度增高均可引起肺动脉高压。

2. 心力衰竭

肺动脉高压早期，右心室为克服肺动脉高压的阻力而代偿性肥厚，随着病情进展，肺动脉压持续升高，超过右心室的代偿能力，右心室急性扩张，最后右心失代偿而导致右心衰竭。此外、缺氧、高碳酸血症、相对血容量增多等因素，可以引起右心室肥厚，也可以引起左心室肥厚，甚至导致左心衰竭。

（三）临床表现

1. 肺、心功能代偿期

（1）症状　咳嗽、咳痰、气急，活动后可有心悸、呼吸困难、乏力和活动能力下降，急性感染时上述症状加重。

（2）体征　可有不同程度的发绀和肺气肿体征，以及肺动脉高压和右室肥厚的体征。

2. 肺、心功能失代偿期

（1）呼吸衰竭　呼吸衰竭是肺功能不全的晚期表现。

① 症状　呼吸困难加重，夜间尤甚；肺性脑病表现为表情淡漠、睡眠倒错、神志恍惚、谵妄等，是肺心病死亡的首要原因。

② 体征　发绀明显、球结膜充血、水肿，严重时可有颅内压增高的表现。还可出现皮肤潮红、多汗等周围血管扩张表现。

（2）右心衰竭

① 症状　气促明显、心悸、恶心、呕吐、腹胀、食欲缺乏。

② 体征　发绀明显、颈静脉怒张、肝大、肝颈静脉回流征阳性、下肢水肿、心率增快、心律失常，三尖瓣区收缩期吹风样杂音，甚至闻及舒张期奔马律，少数患者出现全心衰竭。

（3）并发症　肺性脑病、水电解质紊乱及酸碱失衡、心律失常、上消化道出血、休克及弥散性血管内凝血（DIC）等。

（四）辅助检查

1. 血液检查

由于缺氧红细胞和血红蛋白可增高，合并感染时，白细胞总数和中性粒细胞比值增高。

2. 血气分析

对指导肺心病急性发作期的治疗有重要意义，用以判断低氧血症、高碳酸血症、酸碱平衡失调等。

3. X线检查

可见原有肺、胸基础疾病的X线征象，还有肺动脉高压和右心室肥大征象，如右下肺动脉干扩张、肺动脉段凸出。

4. 心电图

可有肺型 P 波、顺钟向转位、电轴右偏、右心室肥大表现。

（五）心理、社会状况

由于病情反复，患者极易出现焦虑、抑郁的心理；家属对患者的关心和支持不足，长期治疗造成家庭的经济困难，导致患者悲观、失望。

二、治疗要点

肺心病的治疗原则是治肺为本，治心为辅。

（一）肺、心功能失代偿期的治疗

1. 呼吸衰竭的治疗

（1）控制感染　积极控制感染是治疗的关键，可根据痰培养及药物敏感试验选择抗生素。

（2）保持呼吸道通畅　合理给氧（通常采用低浓度、低流量、持续吸氧），纠正二氧化碳潴留，使用祛痰平喘药物，翻身，叩背、雾化吸入等。

2. 心力衰竭的治疗

（1）强心药　由于缺氧，患者对洋地黄类药物的敏感性增高，易发生毒性反应，应选择剂量小（常规剂量的 1/2 或者 2/3）、作用快、排泄快的药物，如毒毛花苷 K 0.125mg 或毛花苷 C 0.2～0.4mg。

（2）利尿药　利尿药可减少血容量、减轻右心负荷、消除水肿，以缓慢、小剂量、间歇为用药原则，以免大量利尿引起血液浓缩、痰液黏稠，加重气道阻塞及引起低钾血症。

（3）血管扩张药　可降低肺动脉高压，减轻心脏前、后负荷，改善心功能。

3. 并发症的治疗

（1）合并肺性脑病的，慎用镇静药，以免导致呼吸抑制。

（2）对酸碱失衡、电解质紊乱的，及时监测并给予纠正。

（3）控制心律失常，尤其是房性心动过速。

（二）肺、心功能代偿期的治疗

采用中西医结合的综合治疗，增强免疫力，去除诱因，减少急性发作，使肺、心功能得以最大限度的恢复。

三、护理诊断

（1）气体交换受损，与通气、血流比例失衡所致的通气、换气功能障碍有关。

（2）清理呼吸道无效，与分泌物增多、痰液黏稠及咳嗽无效有关。

（3）活动无耐力，与缺氧所致的心、肺功能减退有关。

（4）体液过多，与体循环淤血、肾血流量减少引起的水钠潴留有关。

（5）营养失调低于机体需要量，与咳嗽、呼吸困难引起的消耗增加、体循环淤血引起的食欲减退有关。

（6）潜在并发症，如肺性脑病、酸碱失衡及电解质紊乱。

四、护理措施

（一）一般护理

1. 休息与体位

提供安静、舒适、空气清新的环境，保持适宜的温湿度；协助患者采取舒适体位，如坐位或半卧位，以减少氧耗，心、肺功能失代偿患者应卧床休息。

2. 饮食护理

给予高热量、高蛋白、高维生素、高纤维素、易消化的清淡饮食；防止腹胀、便秘，以免加重呼吸困难；避免高糖食物，以免加重痰液黏稠；如患者出现水肿、尿少时，应限制水、钠摄入，遵医嘱应用利尿药，准确记录 24 小时出入流量，定期测体重，注意观察水肿消长情况。

3. 氧疗护理

根据病情及血气分析决定给氧方式，通常采用低流量（1～2L/min）、低浓度（25%～29%）、持续吸氧（15 小时/天以上），以防止因缺氧完全纠正后，使外周化学感受器失去低氧的刺激而抑制自主呼吸，加重缺氧和二氧化碳潴留。

（二）病情观察

密切观察患者有无发绀呼吸困难等呼吸衰竭的表现；有无胸闷、心悸、颈静脉怒张、肝大、腹胀、下肢水肿等右心衰竭表现；密切观察患者有无头痛、烦躁不安、神志改变、睡眠倒错等肺性脑病的表现。

（三）用药护理

1. 强心药

使用洋地黄类药物时，询问有无洋地黄用药史，遵医嘱准确用药，注意观察药物毒性反应。每次给药前应纠正缺氧、测心率、用药后了解不良反应，如：有无恶心、呕吐等消化道反应或黄视、绿视等神经系统症状。

2. 利尿药

应用利尿药后易出现低钾、低氯性碱中毒，避免过度脱水，以免引起血液浓缩、痰液黏稠不易排出，使用排钾利尿药时遵医嘱补钾。

3. 血管扩张药

使用时易出现心率加快、血压下降，应注意观察和预防，避免直立性低血压导致昏厥的发生。

4. 镇静药、麻醉药

对二氧化碳潴留、呼吸道分泌物多的重症患者，应慎用，以避免抑制呼吸中枢而出现肺性脑病。

（四）心理护理

对患者进行适当的心理疏导，减轻心理压力，使患者认识到充分的休息、良好的心态对心肺功能恢复的重要意义。

五、健康指导

（一）疾病知识指导

（1）向患者和家属介绍疾病发生，发展过程及去除病因和诱因的重要性，积极治疗原发病。

（2）鼓励患者戒烟，避免吸入尘埃、刺激性气体，注意保暖，预防上呼吸道感染。

（3）指导患者适当休息，摄取足够营养。

（二）用药指导

指导患者遵医嘱用药和注意观察药物的不良反应，坚持家庭氧疗和定期随访。

（三）康复指导

指导患者坚持呼吸功能锻炼和全身运动锻炼，如缩唇呼吸法和腹式呼吸法的训练，有计划地做有氧运动等。

第五章

泌尿系统疾病患者的护理

第一节 膀胱肿瘤的护理

一、概述

膀胱肿瘤是泌尿系统肿瘤最常见的形式之一，组成膀胱的各种组织都可以发生肿瘤，上皮细胞发生的尿路上皮癌、鳞状细胞癌、腺癌，占全部肿瘤的95%以上，其中尿路上皮癌占90%。其他组织发生的纤维瘤、平滑肌瘤、血管瘤等及膀胱以外异位组织发生的横纹肌肉瘤、软骨瘤、皮样囊肿等均罕见。膀胱肿瘤中最直接威胁生存的是膀胱癌。临床上膀胱肿瘤主要分为两种类型，一种是乳头状的表浅肿瘤，约占膀胱癌的80%，大多数具有良性病程，预后佳；另一种为低分级和高分级尿路上皮癌，预后欠佳。

（一）临床表现

1. 血尿

无痛性肉眼血尿是最常见的症状，有80%以上的患者可以出现，其中17%患者血尿严重，但也有15%患者可能开始仅有镜下血尿。血尿多为全程、间歇性发作，也可表现为初始血尿或终末血尿，部分患者可排出血块或腐肉样组织。血尿持续的时间、出血量与肿瘤恶性程度、分期、大小、数目、范围、形态有一定关系，但不一定成正相关。原位癌常表现为镜下血尿，非尿路上皮来源的膀胱肿瘤，如果病变没有穿透膀胱黏膜，可以没有血尿。

2. 膀胱刺激症状

尿频、尿急、尿痛，约占10%。与广泛分布的原位癌和浸润性膀胱癌有关，尤其病变位于膀胱三角区时，长期不能痊愈的"膀胱炎"应警惕膀胱癌的可能，特别是原位癌。

3. 尿流梗阻症状

肿瘤较大、膀胱颈部位的肿瘤及血块堵塞，均可引起排尿不畅甚至尿潴留。肿瘤浸润输尿管口可引起上尿路梗阻，出现腰痛、肾积水和肾功能损害。

4. 晚期肿瘤表现

晚期肿瘤侵犯膀胱周围组织、器官或有盆腔淋巴结转移时导致膀胱区疼痛、尿道阴道瘘、下肢水肿等症状，远处转移时也可出现转移器官功能受损、骨痛及恶病质等表现。

（二）主要检查

1. 直肠指检

直肠指检以判断膀胱肿瘤是否可以触及，是否侵犯出膀胱。对于女性患者还需做盆腔检查。

2. 尿脱落细胞学检查

此项检查是膀胱癌诊断和术后随诊的主要方法之一。

3. 膀胱镜

直视下检查膀胱内部情况，同时医生也可能会做活检，也就是抓取几块怀疑是肿瘤的组织。活检标本将送到病理科医生那里，他们在显微镜下确切地诊断肿瘤的类型和浸润的深度，进一步的检查和治疗将根据活检结果而定。

4. 尿路的 X 线检查

尿路的 X 线检查即腹部平片和静脉尿路造影检查，以确认肾脏和输尿管没有肿瘤，因为这两部分在膀胱镜下是看不到的。

5. 尿膀胱肿瘤标志物

美国已将 BTAstat、BTAtrak、NMP22、FDP、ImmunoCyt 和尿荧光原位杂交技术（FISH）用于膀胱肿瘤检测。

（三）病理

根据组织发生学，膀胱癌可以分为上皮癌和非上皮性癌。上皮癌占膀胱肿瘤 95％以上，以尿路上皮癌为主，占 90％以上；其次为鳞癌和腺癌，分别占 3％～7％和 2％以下。其他少见的类型还有转移性癌、小细胞癌和癌肉瘤等。20％～30％的尿路上皮癌有区域性鳞状或腺样化生。按照肿瘤生长方式分 3 类，一类由肿瘤和间质共同组成，向膀胱内生长成为乳头状瘤或乳头状癌，占 70％；另一类是肿瘤在上皮内浸润性生长，形成内翻性乳头状瘤、浸润性癌，占 25％；此外，非乳头状和非浸润者（原位癌）占 5％。肿瘤侵犯膀胱壁以 3 种方式进行：肿瘤浸润呈一致密团块的包裹性浸润，占 70％；孤立的凸出式浸润，占 27％；沿肌肉内平行或垂直于黏膜表面淋巴管浸润，占 3％。由于肿瘤实际侵犯膀胱壁的范围远比临床所见广，肿瘤不能充分切除而易复发，这是临床上膀胱肿瘤易复发的重要原因。膀胱肿瘤可发生在膀胱的任何部位，但以三角区和输尿管口附近最多，约占一半以上；其次为膀胱侧壁、后壁、顶部、前壁。非上皮性膀胱肿瘤主要来源于间叶组织，占全部膀胱肿瘤 20％以下，如横纹肌肉瘤、平滑肌肉瘤、淋巴瘤、血管肉瘤等。

二、治疗

（一）手术治疗

1. 经尿道膀胱肿瘤切除术

可以切除肉眼可见的全部肿瘤，即治疗。又可以对肿瘤标本进行组织学检查以明确病理诊断、肿瘤分级和分期，为进一步治疗以及判断预后提供依据。电切术后并发症少，如止血不满意引起血块积存，可经膀胱镜冲洗净后电凝止血处理。偶有手术者未察觉的膀胱穿孔，可导致尿外渗，患者可有腹痛、发热症状，一般只需留置导尿管7~10天，尿外渗严重或并发感染者可穿刺或手术引流。发生经尿道电切术综合征即低钠血症时应严密观察病情变化，酌情应用呋塞米、高渗盐水对症处理。

2. 根治性膀胱切除术

根治性膀胱切除术的手术范围包括膀胱及周围脂肪组织、输尿管远端，并行盆腔淋巴结清扫术；男性应包括前列腺、精囊，女性应包括子宫、附件和阴道前壁。如果肿瘤累及男性前列腺部尿道或女性膀胱颈部，则需考虑施行全尿道切除。根治性膀胱切除术并不是膀胱肿瘤的首选治疗方式，但近年研究表明，在一些高危的膀胱肿瘤选择性进行根治性膀胱切除术，较保留膀胱可以获得更佳的疾病控制和生存时间。对分级高且传统方法难治的膀胱癌患者行根治性膀胱切除术，5年生存率约为80%。对膀胱灌注治疗无效的高危膀胱肿瘤（如肿瘤进展、肿瘤多次复发、经尿道膀胱肿瘤切除术及膀胱灌注治疗无效等），二次电切仍发现高级别浸润性肿瘤，或极高危的膀胱肿瘤的患者可考虑行根治性膀胱切除术，但有严重并发症（心、肺、肝、脑、肾等疾病）以及不能耐受手术的患者除外。目前根治性膀胱切除术的方式可以分为开放手术、腹腔镜手术以及机器人辅助三种。与开放手术相比，腹腔镜及机器人辅助手术具有术中出血量少、术后疼痛轻、进食早、恢复快、住院时间短的特点，但手术时间一般要长于开放性手术，而且腹腔镜及机器人辅助手术对医生的操作技巧要求较高，相比开放性手术其学习曲线明显延长。腹腔镜及机器人辅助手术也已应用于多种尿流改道术，现多采用在腹腔镜或机器人辅助手术下行根治性膀胱切除术后，通过小切口在体外进行尿流改道术。完全腹腔镜或机器人辅助下完成全膀胱切除及尿流改道手术目前虽然可行，但仍存在一定争议，只在少数具有一定经验的中心开展。

3. 经尿道激光手术

激光由于其特殊的物理特性，可以对组织产生凝固以及汽化的作用，从而对肿瘤起到治疗效果。激光手术术中膀胱穿孔发生率低且没有闭孔神经反射，疗效及复发率与经尿道膀胱肿瘤切除术相近，但术前需进行肿瘤活检以便进行病理诊断，目前适用于乳头状低级别尿路上皮癌的治疗。

（二）光动力学治疗

光动力学治疗是通过静脉注入光敏物质，选择性地到达并滞留于肿瘤处，通过膀胱镜导入光纤，以特殊波长的光照射膀胱黏膜，对肿瘤产生直接破坏作用，但同时破坏血管和产生免疫作用。膀胱原位癌、控制膀胱肿瘤出血、肿瘤多次复发、不能耐受手术治疗等情况可以选择此疗法。治疗的副作用主要是全身皮肤过敏，因此需要患者在治疗后避光6~8周。约有20%的患者出现膀胱痉挛，表现为强烈的膀胱刺激征，可持续10~12周，减少光暴露可以减少或消除膀胱痉挛的表现。

（三）根治性膀胱切除术联合尿流改道或重建

这是一项复杂艰巨的手术，虽然手术方式成熟，但是并发症仍较常见，约 1/3 的患者会出现至少一个早期（术后 30 天内）并发症，常见的有肠梗阻、出血、盆腔感染、伤口感染、肾盂肾炎、尿路梗阻、急性肾衰竭、输尿管吻合口或新膀胱瘘、淋巴瘘等。此外，围术期的死亡率为 1.8%～2.5%，主要死亡原因有心血管并发症、败血症、肺栓塞、肝衰竭和大出血。

（四）放射治疗

放射治疗简称放疗，放疗最常用的是膀胱外照射方法，包括常规外照射、三维适形放疗及调强适形放疗。放疗的局部控制率为 30%～50%，膀胱肿瘤患者 5 年总的生存率为 40%～60%。根治性膀胱切除术前放疗与单纯手术或单纯放疗相比，并无明显优越性。对于晚期膀胱癌，无法行手术治疗时，通过姑息性短程放疗可减轻因膀胱肿瘤造成的血尿、尿急、疼痛等症状。但这种治疗可能会增加急性肠道并发症的危险，包括腹泻和腹部痉挛疼痛。姑息性放疗剂量不宜过大，以免引起放射性膀胱炎。

三、护理

（一）症状的观察与护理

膀胱肿瘤是泌尿系统最常见的疾病，在临床上主要分为两种类型：低分级的浅表肿瘤和高分级的浸润性癌；主要的临床症状有血尿、膀胱刺激症状、排尿困难、尿流梗阻症状。

1. 血尿的观察与护理

绝大多数以无痛性肉眼血尿就医。血尿间歇出现，可自行停止或减轻，容易造成"治愈"或"好转"的错觉。出血量或多或少，一般表现为全程血尿，终末加重。出血量和肿瘤大小、数目、恶性程度并不一致。分化良好的乳头状肿瘤可导致严重血尿。

（1）观察尿量及颜色、性状的变化，必要时记录 24 小时尿量。有病情变化时及时通知医生。

（2）长期血尿的患者应注意观察有无贫血症状，观察患者如面色、睑结膜、口唇、甲床苍白程度，注意有无头昏眼花、耳鸣、困倦等中枢缺氧症状，注意有无心悸气促、心前区疼痛等贫血性心脏病的症状。贫血伴心悸气促时应给予吸氧。

（3）高度重视血尿患者的随访，尤其是对 40 岁以上的男性不明原因的肉眼血尿，要采取正规严格的诊断检查，进行膀胱肿瘤的筛选。

（4）减轻恐惧与焦虑情绪，对于担心不能得到及时有效的诊疗而产生恐惧、焦虑的患者，护理人员要主动向其解释病情，以消除其恐惧心理。膀胱癌属中等恶性肿瘤，一般出现血尿立即就诊大多数属早期，及时手术治疗效果较好，5年生存率大于80%。

2.膀胱刺激征的观察与护理

膀胱刺激征一般表现为原位癌，一般情况早期较少出现，或肿瘤位于膀胱三角区时尿路刺激征可以较早出现。

（1）记录每次的尿量，观察膀胱储存尿液的容量，加强锻炼，每次有意识憋一憋小便，提高储存尿液的功能。

（2）观察患者尿液的颜色、性状、量及有无膀胱刺激征、排尿困难、尿潴留和转移症状，如有不适，报告医生，遵医嘱给予对症处理，如留置导尿、尿常规检查等。

（3）如有留置尿管，应做好标记，妥善固定，防止移位、掉入体内或脱出，勿使管受压、扭折，保持通畅。膀胱癌的护理必须仔细观察引流液颜色、性质和量。各种管道应无菌处理，每日更换引流瓶及尿袋，防止污染，严格执行无菌操作。

（二）化疗时的护理

约15%的患者在就诊时已出现局部或远处转移的迹象。浸润性肿瘤即使接受根治性膀胱切除术，也有30%～40%的病例会出现远处转移。因绝大多数的膀胱肿瘤会复发，对保留膀胱的患者，术后应当经尿管给予膀胱化疗药物灌注，以消灭残余的肿瘤细胞和降低术后复发的可能性，膀胱癌主要采取的化疗方式是膀胱灌注化疗药物。膀胱灌注化疗的注意事项如下。

（1）做好膀胱灌注化疗的知识宣教，介绍灌注的方法、疗程、药效、药物不良反应及防范措施、灌注前后的注意事项，使患者对灌注治疗有一个正确的认识。

（2）严格执行无菌导尿术的操作规程。化疗药物灌注进入膀胱后，患者应变换各种体位，可仰卧、左侧卧、右侧卧或俯卧等，以使药物与膀胱的各个部位充分接触，以提高疗效。

（3）对于有下尿路梗阻的老年患者，残余尿多，药物在膀胱滞留时间过长，可使毒性增加，致膀胱刺激症状加重，可嘱患者在注药液2小时后饮水，加速尿液生成，促使药液尽快排尽，减少对膀胱长时间刺激，降低药液排出体外经过尿道时的浓度，防止药液性膀胱炎、膀胱挛缩、尿道炎等。

（4）加强营养，进食高蛋白、高热量及高维生素饮食；忌烟、酒、咖啡及辛辣刺激性食物；适量活动，以增加机体抵抗力。

（5）待药物排出后鼓励患者多饮水，保持每天尿量3000mL以上，其目的是加速尿液生成，起到生理性膀胱冲洗作用，以保护膀胱黏膜，避免造成化学性膀胱炎、尿道炎；患者要养成经常排尿的习惯，降低膀胱内诱癌物质的浓度。

（6）注意个人卫生，保持会阴部清洁。

（7）化疗期间严密观察患者的化疗不良反应，并及时给予处理。

第二节　肾细胞肿瘤的护理

一、概述

　　肾细胞癌又称肾癌，是发生在肾的最常见的恶性肿瘤，占原发性肾恶性肿瘤的85%左右。肾癌的组织病理类型多种多样，其中肾透明细胞癌是主要的病理类型。近年来，肾癌的发生率逐年升高，肾癌占成人恶性肿瘤的2%～3%，其发病率仅次于膀胱癌，占泌尿系统肿瘤的第2位。男女之比约为2:1，高发年龄为40～65岁。依据是否具有家族遗传性的特点可以把肾癌分为遗传性肾癌和散发性肾癌两种，遗传性肾癌占肾癌的1%～4%，故临床上绝大多数肾癌为散发性肾癌。

（一）临床表现

　　局限性肾癌一般没有任何症状或体征，经健康体检或其他原因进行影像学检查发现，因而没有任何症状的局限性肾癌病例越来越多，有症状或体征的肾癌越来越少。多年来，把血尿、腰痛和腹部肿块称为肾癌的"三联征"，其实大多数患者就诊时三联征俱全者仅占10%左右，很少有可能治愈。所以全面了解肾癌的一些常见的临床表现，显得非常必要。

1. 无明显症状

　　目前，临床上40%以上的肾癌是因健康体检，或其他原因检查而偶然发现的，无明显症状或体征，且其发现率逐年升高，大部分为早期病变，预后良好。因此定期体检很重要。

2. 典型局部症状

　　肾癌"三联征"在临床出现率小于15%，常预示病变已至晚期。多数患者只出现"三联征"中的一个或两个症状。

　　（1）血尿　约40%的肾癌患者出现血尿，可为肉眼血尿，也可为镜下血尿。大量血尿有血块形成时可出现肾绞痛、排尿痛、排尿困难，甚至尿潴留。

　　（2）肿块　肾脏位于腹膜后，位置深，腹部触诊时摸不到，只有当肿瘤较大或位于肾下极才可触及肿块，10%～40%患者可扪及腹部肿块，有时可为唯一的症状。

　　（3）疼痛　腰痛是因肿瘤长大后肾包膜张力增加，或侵犯周围组织而发生，表现为持续性钝痛。肿瘤出血致肾被膜下血肿，可出现钝痛或隐痛。肿瘤侵犯邻近组织器官如腰大肌或神经，可引起持续而严重的腰背部疼痛。疼痛发生率为20%～40%。有相关表现应及时就诊，以免耽误病情。

3. 全身表现

10%～40%的患者出现副肿瘤综合征，表现为高血压、贫血、体重减轻、恶病质、发热、红细胞增多症、肝功能异常、高钙血症、高血糖、血沉增快、神经肌肉病变、淀粉样变性、溢乳症、凝血机制异常等。2%～3%的患者出现精索静脉曲张或腹壁静脉扩张。

4. 转移症状

约10%患者以转移症状就诊。初诊病例中30%已有转移，可因肿瘤转移所致的骨痛、骨折、咳嗽、咯血等症状就诊。

肾癌的临床表现千变万化，有了上述症状，及时咨询专业医生，进行必要的相关检查，不能想当然，更不能抱着侥幸的心理。

（二）主要检查

肾癌的临床诊断主要依靠影像学检查，确诊则需病理学检查。

1. 实验室检查项目

尿素氮、肌酐、肝功能、全血细胞计数、血红蛋白、血钙、血糖、血沉、碱性磷酸酶和乳酸脱氢酶。

2. 影像学检查项目

腹部B超或彩色多普勒超声，胸部CT、腹部CT平扫和增强扫描（碘过敏试验阴性、无相关禁忌证者）。胸部CT、腹部CT平扫和增强扫描，是术前进行临床分期的主要依据。肾超声造影、螺旋CT及MRI扫描主要用于肾癌的诊断和鉴别诊断；正电子发射断层扫描（PET）或PET-CT检查费用昂贵，主要用于发现远处转移病灶及对化疗、细胞因子治疗、分子靶向治疗或放疗的疗效评定。

3. 肾穿刺活检检查

此项检查适应人群：不宜手术的肾癌患者或不能手术的患者全身治疗前；选择消融治疗的患者。

（三）病理

根据2004年WHO的肿瘤分类，肾癌类型包括：透明细胞肾细胞癌、多方囊性肾细胞癌、乳头状细胞癌、嫌色细胞癌、集合管癌、髓样癌、XP11.2染色体易位相关性肾细胞癌、神经母细胞瘤治疗后的肾细胞癌、黏液管状及梭形细胞癌、未能分类的肾细胞癌。

除了上述肾癌类型外，几个新的肿瘤类型也陆续被提出来，包括小管囊性癌、甲状腺滤泡样肾细胞癌、XP11.2易位/TFE3基因融合相关性肾细胞癌、透明细胞乳头状肾细胞癌、XP11.2异位相关性肾细胞癌。

目前肾癌的病理分级推荐采用 Fuhrman 分级，这个系统主要是根据肿瘤细胞的细胞核及核仁的形状和大小来分，肾癌分为四级，级别越高，预后越差。

二、治疗

肾癌主要治疗手段有手术治疗、局部治疗、免疫治疗、分子靶向治疗，对化疗不敏感。

（一）手术治疗

对早期肾癌来说，手术是最重要的治疗手段，及早且选择适合的手术方式对于肾癌的预后起到关键作用。射频消融、冷冻消融及高强度聚焦超声可以用于不适合手术的肾癌患者治疗。对体能状态较好、低危因素的转移性肾癌患者可行减瘤性肾切除术，对引起严重血尿、疼痛症状的患者可姑息性肾切除，提高生活质量。对转移灶孤立、生活状态较好的患者，可选择外科手术治疗。

（二）转移性肾癌内科治疗

1. 分子靶向治疗

透明细胞型肾细胞癌一线治疗首选分子靶向治疗，研究发现肾透明细胞癌中细胞存在 VHL 基因缺失或失活，从而引起 HIF 基因上调，导致 PDGF、VEGF、CalX 等基因过表达，目前常用的靶向药物有舒尼替尼、索拉非尼、帕唑帕尼、贝伐珠单抗＋IFN-α、替西罗莫司。靶向治疗问世以前，中高剂量的 IFN-α 和 IL-2 一直被作为转移性肾癌标准一线治疗方案，客观缓解率为 15%。由于国内没有相应大剂量的 IL-2 制剂，因此转移性肾癌的细胞因子治疗主要以干扰素为主。对于一线靶向治疗失败后的转移性肾癌，可选用的有 mTOR 抑制剂依维莫司、阿西替尼，对于一线索拉非尼治疗进展的患者，建议索拉非尼增量治疗或索拉非尼联合贝伐珠单抗治疗；对于细胞因子治疗失败后的患者，现有的 TKI 制剂均有不错疗效，CSCO 肾癌专家委员会推荐的索拉非尼、舒尼替尼、帕唑替尼与阿西替尼均可作为细胞因子治疗失败后的二线治疗药物。

2. 非透明细胞型肾细胞癌治疗

目前对于非透明型细胞癌，由于样本少，缺乏相应的大型对照临床试验，大多基于肾癌临床试验中非透明细胞型亚组分析显示：舒尼替尼、索拉非尼及依维莫司用于非透明细胞癌的疗效不如对透明细胞癌的疗效。推荐舒尼替尼与索拉非尼推荐用于非透明型肾癌一线治疗。对于高危型，替西罗莫司治疗优于干扰素治疗。

对于伴有肉瘤样分化的肾细胞癌，预后差。靶向及细胞因子治疗失败后的患者，可考虑全身化疗，化疗方案选择吉西他滨联合多柔比星，或吉西他滨联合卡培他滨。

3. 特殊转移部位的肾癌治疗

肾癌骨转移可根据情况选用手术及双膦酸盐类治疗，肾癌脑转移可根据情况选择全脑放疗或者伽马刀治疗等；肾癌肝转移可考虑联合肝脏转移灶局部治疗，如射频消融治疗、局部肝动脉灌注化疗、介入栓塞治疗等。

三、护理

（一）症状的观察与护理

肾癌在泌尿系统肿瘤中发病率仅次于膀胱癌。原发性肾癌的恶性肿瘤有肾细胞癌、肾母细胞瘤、肾盂移行上皮细胞癌等。肾癌是最常见的肾脏恶性肿瘤。肾癌转移途径是以癌栓形式沿深静脉转移，其次为淋巴结转移，远处转移常见的部位是肺、肝和骨，很少发现转移到脑和肾上腺。

1. 血尿的观察与护理

多数突发无痛性全程血尿，偶尔会出现条索状血块，呈间断性。当患者发现时多已侵及肾盂或肾小盏，此时为晚期症状。指导患者多饮水，保持尿路通畅，必要时留置导尿，及时观察尿管情况。

2. 疼痛的观察和护理

疼痛是晚期肾癌患者常见症状。如因肾包膜或肾盂被肿块牵拉，或肿块压迫腹后壁结缔组织、肌肉，腰椎或腰神经所致的患侧腰部持久性疼痛，因血尿形成的肿块、肿块脱落组织阻塞输尿管引起的绞痛。

（1）观察评估患者疼痛的部位、性质及疼痛强度，给予适当的心理安慰，教会患者转移疼痛的方法，必要时遵医嘱给予止痛药物，告知患者用药注意事项及不良反应的处理。

（2）保持情绪稳定，焦虑的情绪易引起疼痛加重。转移注意力，可看些小说、漫画等分散注意力。

（3）保持环境安静舒适，执行保护性医疗制度，耐心听取患者倾诉，给予适当安慰，减轻患者心理负担，提高痛阈。

3. 腰部肿块的观察和护理

肿块通常表面光滑、质硬、无压痛、可随呼吸移动。肿块侵犯周围脏器和肌肉时则肿块固定。

（二）治疗时的护理

肾癌的主要治疗手段为手术治疗。其他治疗为肾动脉栓塞术、免疫治疗、靶向治疗、化疗、放疗。下面主要了解化疗的护理。

（1）评估患者心理状态，给予针对性心理护理，鼓励患者正确对待疾病，积极配合治疗。向患者说明治疗过程中可能发生的问题，使其有心理准备。

（2）肾癌对于化疗不敏感，与肾癌细胞中的 MDR 使其表面有过量的 P170 糖蛋白表达有关。联合化疗比单药化疗效果明显。

第三节　睾丸肿瘤的护理

一、概述

睾丸肿瘤是少见肿瘤，占男性肿瘤的 $1\%\sim1.5\%$，占泌尿系统肿瘤的 $3\%\sim9\%$，是 $15\sim34$ 岁男性好发肿瘤之一。其发病率在欧美地区明显高于非洲和亚洲地区。睾丸生殖细胞肿瘤右侧较左侧常见。右侧发病率高与该侧隐睾发病率高有关。双侧性生殖细胞肿瘤常见于精原细胞瘤。

（一）病因

睾丸恶性肿瘤的病因尚不清楚。睾丸肿瘤的发生与睾丸创伤、内分泌障碍、遗传及感染有关。

1. 先天因素

（1）隐睾　隐睾被认为是导致睾丸肿瘤最主要的危险因素，其发生肿瘤的机会比正常睾丸高 $15\sim45$ 倍，有 $20\%\sim30\%$ 睾丸肿瘤发生于隐睾患者。

（2）遗传　有资料显示，家族性睾丸肿瘤的发生率为 $1.0\%\sim2.8\%$。肿瘤发生在兄弟间和父子间。患睾丸生殖细胞瘤的亲属患生殖器官肿瘤，如前列腺癌、子宫癌和宫颈癌的危险性增加。

（3）多乳症　多乳症者发生睾丸肿瘤的可能性比正常人高 4.5 倍。

（4）其他　睾丸肿瘤发生对侧睾丸肿瘤的危险倍数高于普通人群 12.4 倍。

2. 后天因素

（1）损伤　睾丸恶性肿瘤患者常有外伤病史，但没有证据证明外伤与肿瘤发生有关，外伤常常使患者注意到睾丸肿块，因而就诊。

（2）激素　雌激素过量，如育龄妇女使用己烯雌酚或口服避孕药，可导致男孩产生隐睾或发育不全。

（3）感染　一些病毒性疾病（如麻疹、天花、流行性腮腺炎）以及细菌性感染（如猩红热、肠伤寒等）均可并发睾丸炎，继发睾丸萎缩、细胞变性而引起睾丸肿瘤。

（二）临床表现

临床症状多不明显，典型表现为逐渐增大的无痛性睾丸肿块，可伴下腹疼痛或下腹重坠感。

1. 睾丸无痛性增大

睾丸呈不同程度肿大，渐进性发展。由于睾丸位于阴囊内，表浅容易被触及。半数患者有睾丸沉重下坠和牵拉感，跳跃、久站时症状加重。若为隐睾，发生肿瘤多位于腹部、腹股沟等处扪及进行性增大的无痛肿块。

2. 疼痛

30%～40%的患者伴有轻微坠胀或钝痛。10%的患者伴有类似附睾炎和睾丸炎样的急性疼痛，常因肿瘤内出血、梗死、坏死所致。

3. 转移症状

10%的睾丸肿瘤患者出现远处转移的相关表现，如锁骨上淋巴结的转移出现颈部包块；肺部转移出现咳嗽、呼吸困难等呼吸道症状；髂静脉、下腔静脉受压或栓塞导致的一侧或者双侧下肢水肿等。

4. 男性乳房女性化

7%的睾丸肿瘤患者会出现男性乳房女性化，尤其是精原细胞瘤，由于肿瘤分泌大量的雌激素，乳房可增大并伴有乳头色素沉着。

5. 无任何症状

以男性不育就诊或因外伤后检查意外发现睾丸肿瘤。

二、治疗

（一）治疗方法

1. 根治性睾丸切除术

此方法适用于睾丸恶性肿瘤，附睾、精索及鞘膜的恶性肿瘤。

2. 腹膜后淋巴清扫术

此方法适用于临床Ⅰ期、ⅡA期及ⅡB期睾丸非精原生殖细胞瘤患者；ⅡC期或Ⅲ期睾丸非精原生殖细胞瘤化疗后4～6周，影像学发现腹膜后残留肿块者；精原细胞瘤含有胚胎瘤、畸胎瘤等非精原生殖细胞瘤成分者；精原细胞瘤经放疗、化疗后仍有病灶残留者。

3. 化学治疗

生殖细胞瘤的化疗目标是根治。精原细胞瘤化疗效果要好于非精原细胞瘤。常用的化疗药物有奥沙利铂、依托泊苷、长春新碱、环磷酰胺、异环磷酰胺、阿霉素、紫杉醇、吉西他滨等。

4. 放射治疗

放射治疗是睾丸恶性肿瘤术后辅助治疗和姑息减症治疗的重要手段。

（二）治疗指导

（1）告知患者术后行心电监测记录生命体征的重要性，护士每日消毒手术切口，更换伤口敷料，教会患者观察皮肤颜色变化、阴囊有无肿胀、伤口敷料有无渗血。

（2）术后需要保持尿道口清洁，护士每日消毒外阴及尿道口，对留置导尿管的患者应保持导尿管通畅，防止其压迫、扭曲或脱落，指导患者多饮水，增加尿液冲洗尿道，防止逆行感染。教会患者及家属观察尿液的颜色、性状和量，观察有无血凝块、沉淀及尿管堵塞。

（3）术后指导患者穿宽松衣服，活动时避免挤压切口。

（4）淋巴清扫术后密切观察患者生命体征、伤口敷料情况、引流液颜色及量、腹部情况等。一旦发现患者面色苍白、脉搏增快、腹胀、引流管引流出鲜红色液体量达500～1000mL时，即使血压还在正常范围内，也可出现体位性低血压，应立即报告医生，配合做好各项抢救工作。

三、护理

（一）治疗护理

1. 手术及淋巴清扫术护理

（1）淋巴漏　术中淋巴束的钝性游离是引起术后淋巴漏的常见原因，表现为腹膜后引流管内引流出乳糜性引流液。密切观察腹膜后引流管引出液的颜色，如白色液体应高度怀疑淋巴漏，及时报告医生。叮嘱患者禁食脂肪性食物，以粗粮、新鲜水果蔬菜等低脂饮食为主。密切观察乳糜引流液量、颜色、性质等变化。加强引流管护理，在活动和翻身时注意不过度牵拉引流管，防止引流管受压、扭曲影响引流效果。在原固定方式上再用双重胶布固定，挂置于床下半部分。定时挤压引流管，保持通畅，观察引流液的颜色、量、性质，并做好记录。

（2）腹胀　腹膜淋巴结清扫术由于肠管暴露时间长，水分大量蒸发，肠管浆膜干燥，使毛细血管扩张，通透性增加，大量纤维蛋白原渗出，在局部凝固机化，极易造成肠浆膜粘连。因此鼓励患者术后早期下床活动，促进胃肠功能恢复有利于增加食欲，补充营养增加抗病能力，加快体质恢复和促进伤口愈合。术后6小时即可进行床上锻炼，次日病情允许，可离床活动。注意观察肠蠕动恢复情况，有无腹胀、腹痛。

2. 化学治疗护理

联合用药方案中使用的药物有顺铂、长春新碱和博莱霉素。除了化疗药物有骨髓抑制和胃肠道反应外，顺铂肾脏毒性也是最常见又严重的毒性反应，也是剂量限制毒性，重复用药可加剧肾毒性。告知患者在使用大剂量顺铂前先输注1500mL液体行水化，嘱咐患者多饮水，加速药物的排泄，减少对肾脏的毒性作用。顺铂毒性反应与总量有关，大剂量及反复用药时明显，一些患者表现为头昏、耳鸣、耳聋、高频听力丧失；少数人表现为球后神经炎、感觉异常、味觉丧失。在和患者沟通时，语速放慢，得到患者反馈再确定下一步沟通。

3. 放射治疗护理

放疗最容易出现放射性膀胱炎。嘱咐患者注意观察有无明显的膀胱刺激征，轻度症状多饮水，自行缓解；对中度急性放射性膀胱炎，主要采用保守疗法如抗生素消炎、止血及对症治疗，缓解膀胱刺激症状。药物可全身使用，方法与一般的膀胱炎相似。

(二) 心理指导

（1）帮助患者认识自己的病情，了解睾丸切除对挽救生命的实际意义，激发患者潜在的生存意识。

（2）告知患者术后可能引起的某些内分泌系统的变化，指出人类的性活动不仅受到性激素的影响，还受到社会文化、心理等因素的影响，睾丸切除并不意味着完全丧失性功能。

（3）鼓励和提醒患者生活是丰富多彩的，可进行多种活动和体能锻炼如看书、绘画、跳舞等项目，疏导自己的心情使精神有所寄托。

（4）重视家属对患者的关心，无微不至的关怀和理解给患者以安慰和希望，缓解患者的恐惧感。医护人员及家属共同配合使患者在精神上有可依靠感，树立战胜疾病的信心。

(三) 出院指导

（1）术后一段时间内不可有性生活，指导患者积极面对生活，可以恢复正常社会活动。

（2）两年内血清肿瘤标志物、血清生化指标每 3 个月复查一次，影像学检查如胸片、CT 等每半年一次，以后每年一次直至 5 年随访结束。

第四节　前列腺癌的护理

一、概述

前列腺癌（prostate cancer）是常见的男性泌尿生殖系统恶性肿瘤之一，其发病率在不同的种族和地区之间存在巨大差异。前列腺癌发病率的增长与人类寿命延长、人口老龄化趋势有关，以 50 岁以上男性发病最多。前列腺癌转移途径可为局部浸润、淋巴和血行转移到任何部位，转移可发生于前列腺癌的任何时期，淋巴结和血行转移较多见，常见部位为骨骼。

（一）病因

1. 遗传因素

家族史是前列腺癌的高危因素，一级亲属患有前列腺癌的男性发病危险是普通人的 2 倍。同卵双生子的前列腺癌发病率明显高于异卵双生子。

2. 饮食与环境因素

主要的危险因素包括富含动物脂肪食物、肉类、奶类饮食，机体内维生素 E、维生素 D、胡萝卜素、硒等水平的低下，过多摄入腌制品，吸烟等。

3. 激素水平

雄激素在前列腺癌的发生和进展过程中起关键作用。

4. 泌尿系感染

泌尿系统感染，如细菌、病毒以及衣原体感染等。

（二）临床表现

早期前列腺癌多无症状，出现相应症状多为转移病变或局部晚期引起。

1. 排尿障碍

肿瘤侵犯或阻塞尿道、膀胱颈时会出现尿路梗阻或刺激症状。一般呈渐进性或短时期内迅速加重，表现为尿频、排尿费力、尿线变细、夜尿增多、充盈性尿失禁甚至反复尿潴留。

2. 出血

前列腺癌患者的血尿发生率虽然仅有 15%，但有时可引起严重的血尿。多数血尿的发生是因为肿瘤侵犯了尿道和膀胱颈，出现血精可能是肿瘤侵犯到输精管或精囊所致。

3. 疼痛

前列腺癌引起疼痛较少，癌灶突破包膜侵犯盆腔神经丛的分支时，可出现会阴部疼痛；前列腺癌转移至中轴骨和四肢骨骼会导致骨痛。

二、治疗

（一）治疗方法

前列腺癌是一种发展缓慢的疾病，尤其是低危前列腺癌。早期的前列腺癌大约一半的患者生存时间长达 10 年，30% 的患者生存时间超过 15 年。

1. 随访观察

不能接受治疗后引起的副反应，处于低危前列腺癌，发展相当缓慢的患者，实施观察等待治疗即主动监测前列腺癌的进程，定期随访，在出现病情进展或临床表现明显时给预定其他治疗。

2. 进展患者的治疗

（1）根治性前列腺切除手术　肿瘤局限于前列腺、身体状况良好、预期寿命≥10年的患者，可考虑根治性手术治疗。

（2）近距离放射治疗即粒子植入治疗　指在肛门超声引导下在前列腺内植入放射活性物质。此方法适用于肿瘤局限于前列腺、临床分期在 $T_1 \sim T_{2a}$、PSA≤10ng/mL 且 Gleason≤6 分的患者。

（3）体外放射治疗　肿瘤局部进展但无远处转移、不能采用根治性治疗的患者可给予体外放射治疗。

（4）内分泌治疗　内分泌治疗已经成为前列腺癌辅助治疗的首选，尤其是进展性、转移性前列腺癌。内分泌治疗是通过去除雄激素的来源、抑制垂体释放黄体生成激素、抑制类固醇合成、在靶组织内抑制雄激素作用等，阻止前列腺癌细胞的生长。此方法属于姑息性治疗。临床上内分泌治疗的方法有去势（药物或手术）联合或不联合抗雄激素药物（如比卡鲁胺、氟他胺、醋酸甲地孕酮等）。

（二）治疗指导

1. 手术治疗

（1）术前准备指导　老年人心血管系统呈退行性改变，易发生心脑血管意外，告知患者术前避免过度劳累。吸烟患者劝其戒烟，并请家属协助监督执行。教会患者正确咳痰及保护切口的方法。指导患者进清淡、易消化、低脂、高蛋白和高维生素的饮食，少食多餐，以免加重心脏和胃肠道的负担。对于便秘的患者，鼓励多食高纤维素的食物，增加饮水量和活动量，以保持大便通畅并指导练习床上排便。

（2）尿管护理指导

① 首先要保证尿管位置固定良好，不要在活动时过度牵拉或者使尿管打折，以免造成尿道的损伤。

②尿道口定期消毒，建议每日消毒1～2次；佩戴尿管时如尿道口有分泌物，需要及时清除，预防感染。

③ 留置尿管的患者，每日要适度增加饮水量，以避免尿路感染及尿管上附壁结石形成。建议每日饮水量为1500mL左右。

④ 建议定期膀胱冲洗，可使用无菌的生理盐水250mL灌注膀胱后，保留30分钟后再排出，可以预防尿路感染的发生。

⑤ 定期更换引流袋，理论上引流袋需要每隔1周，更换1次。定期更换尿管，理论上尿管需要2～4周更换1次，以避免长时间留置而导致的感染。

2. 放射治疗

大部分患者在接受常规外照射期间会出现排尿困难、腹泻等症状，这些症状在治疗数周后逐渐缓解。告知患者放疗过程中要保持外生殖器卫生，防止细菌进入男性尿道，造成感染；放疗区域皮肤禁止用沐浴液等刺激性液体清洗，宜穿着宽松棉质内裤，防止放疗区域皮肤磨损；放疗过程中要观察尿液性状、量及有无膀胱刺激征、排尿困难、尿潴留等症状。

3. 内分泌治疗

（1）告知患者应遵医嘱定期检测血清 PSA 及肝功能，了解治疗效果及肝功能损害情况，以决定采取间歇内分泌治疗或连续性内分泌治疗。

（2）潮热是药物应用后人体内分泌适应调整过程中的暂时现象，无须紧张，2～4个月后潮热逐渐减轻。

三、护理

（一）治疗护理

1. 手术治疗护理

（1）盆底肌功能锻炼

① 收缩盆底肌　开始时每次做缩紧肛门的动作（对男性而言，如同憋住排气的感觉），收缩盆底肌 5 秒，如果不适，可只收缩 2～3 秒，之后再逐渐延长收缩时间。

② 放松盆底肌　收缩完成后放松盆底肌 10 秒，这样可以避免拉伤盆底肌。

③ 循环往复　收缩 5 秒，放松 10 秒，重复练习 8～12 次，每 8～12 次被定义为一组盆底肌功能锻炼练习，每天需做 3～4 组锻炼。

④ 延长收缩时间　训练一段时间后，逐渐延长每次盆底肌收缩时间，直至 10 秒。最后达到每次收缩 10 秒，放松 10 秒，每组 8～12 次，每天 3～4 组。

⑤ 盆底肌牵引运动　进行盆底肌牵拉运动时，收缩臀部，且双腿向上抬升向内牵拉，保持该姿势 5 秒，之后放松，重复 10 次。

（2）膀胱功能训练

① 盆底肌肉收缩练习法　主动收缩肛门括约肌，持续 10 秒后放松，收缩和放松交替进行，每 50 次为 1 组，每日 3～5 次。

② 排尿反射训练　通过在排尿时听水流声，饮热水，洗温水浴时轻叩耻骨上区，牵拉阴毛，摩擦大腿内侧，抚摸龟头等诱导排尿。

③ 代偿性排尿　在排尿时通过手按压腹部或者下蹲以增加腹压，促进尿液排出。

2. 放射治疗护理

大约 3% 的接受常规外照射的患者会出现Ⅲ～Ⅳ级直肠并发症，如出血、溃疡、直肠炎、直肠肛管狭窄、慢性腹泻等。指导患者忌辛辣、燥热的食物，避免刺激性食物导致性器官充血，痔疮便秘症加重压迫前列腺加重排尿困难。症状严重可遵医嘱给予中药灌肠合剂行保留灌肠。

3. 内分泌治疗护理

（1）贫血者指导　提示患者合理休息，鼓励高热量、高蛋白饮食。骨质疏松者应加强有氧锻炼，遵医嘱口服钙剂。注射部位淤血者告知患者药物注射后应按压 10 分钟。

（2）性功能障碍者指导　在停药后状态会有所好转，通常在 6 个月消失。男性乳房女性化者，应避免局部触压，保持乳头清洁，嘱患者不必紧张。

（二）心理指导

（1）前列腺癌根治术后易出现尿失禁，加之行动不便、尿频、尿急、排尿困难等症状常使患者苦不堪言，产生自卑、羞涩及悲观的情绪，渴望得到他人的理解、关怀和同情。鼓励患者诉说自己的苦恼，认真倾听，并给予有效的心理疏导。

（2）介绍国内外治疗此类疾病的方法，解答患者疑问，讲解手术方法、术后注意事项、内分泌治疗方式，增强患者对治疗的信心。

（3）治疗过程中注意保护个人隐私，使患者感到被关心、有自尊感。

（三）出院指导

（1）嘱咐患者术后 1 个月内避免用力排便。习惯性便秘者应多饮水，多食高纤维的食物，必要时口服缓泻药或使用开塞露。3 个月内不骑自行车，不走远路，不提重物，不坐软凳及沙发，避免腹压增加导致出血。3 个月后可适度性生活，防止前列腺过度充血。出现尿失禁者，告知继续进行盆底肌收缩训练，严重者可使用阴茎夹来控制排尿。

（2）指导患者正确、合理饮食。以高维生素、低脂饮食为主，减少红色肉类、蛋类、高脂奶制品等摄入，适当增加豆制品、水果、蔬菜的摄入，以防便秘。

第五节　阴茎肿瘤的护理

一、概述

由于地理位置、生活习惯、经济状况的不同，阴茎癌（penile cancer）发病率悬差很大，北美和欧洲比较罕见，亚洲、南美和非洲经济状况差的国家和地区发病率较高。我国阴茎癌在新中国成立初期比较常见，是阴茎癌高发地区之一。由于年代的变迁、经济状况和卫生条件的好转，阴茎癌的发病率迅速下降。

（一）病因

阴茎癌的病因至今仍不十分清楚，国内外许多学者做了大量研究，认为主要与包茎、包皮过长，卫生习惯，性传播疾病、病毒，紫外线和药物、免疫系统受损等因素有关。

1. 包茎与包皮过长

阴茎癌患者绝大多数有包茎、包皮过长病史。早期行包皮环切术可以使阴茎癌的发病率显著降低。

2. 卫生习惯

有学者认为局部卫生清洁更为重要，重视生殖器卫生的地区，发病率很低。某些发展中国家卫生条件差，没有经常淋浴的习惯，发病率显著提高。

3. 性传播疾病与病毒

性病流行的国家或地区，阴茎癌发病率高。性交传播性病毒作为致病因素的证据正在增加。近年来发现阴茎癌和女性生殖道癌肿有较密切的关系。新近的研究显示，人乳头瘤病毒（HPV）阳性者和生殖疱疹感染者，阴茎癌发病率较高。

4. 紫外线和药物

银屑病（牛皮癣）口服光敏剂 8 - 甲氧沙林和紫外线 A（UVA）照射（简称PUVA）即光化学疗法，可以增加阴茎和阴囊鳞癌的发生可能性。

5. 免疫系统受损

免疫系统受损时容易发生皮肤病，进而使阴茎癌发病率升高。肾移植患者应用免疫抑制剂，皮肤癌发生率比常人高，有学者认为可能和持续 HPV 感染有关。

（二）临床表现

早期大多数阴茎癌表现为阴茎头部丘疹、溃疡、疣或菜花样斑块、红斑、白斑等。

1. 初期

糜烂，边缘硬不整齐，疣状结节增大或溃疡扩大、加深，包皮紧张、变薄、发亮，包皮外口分泌物变稠、量增多。

2. 中期

肿瘤可从包皮口或皮肤外侵犯，出现菜花状、乳头状瘤块或癌性溃疡，伴恶臭味分泌物等典型表现。

3. 末期

进行性发展，癌肿可浸润阴茎大部分或全部，甚至阴囊、阴囊内容物及耻骨前软组织也被浸润，出现巨大癌性肿块。甚者发生远处转移，出现机体功能衰竭、精神萎靡、食欲不振、乏力、极度消瘦、贫血等表现。

二、治疗

（一）治疗方法

阴茎癌绝大多数为鳞状细胞癌，占 95%，虽然有手术、化疗、放疗、激光、冷冻及光敏等多种疗法，但手术切除肿瘤原发病灶及所属区域，淋巴结清扫术仍是最常用的方法；配合放射治疗及化学治疗等治疗方法，可提高治疗效果。治疗原则是既要根治肿瘤，又要尽量保持性功能及排尿功能。

1. 手术治疗

手术治疗是治疗阴茎癌的主要方法，术前必须明确肿瘤的浸润范围及有无所属淋巴结转移，做出准确的肿瘤分期及分级，然后对有手术治疗适应证的患者选择适当的手术方法。

（1）阴茎部分切除术　对于 T_1 期或 Jackson I 期的肿瘤，且局限于阴茎头部附近，无淋巴结结转移者，可考虑行阴茎部分切除术，但手术要求比较严格。

（2）根治性阴茎切除术　以下情况可考虑根治性阴茎切除术。

① $pT_{1\sim2}N_0M_0$ 肿瘤行阴茎部分切除术后残端肿瘤复发者，或切除后残留部分不能维持站立排尿和进行性生活者。

② $pT_3N_0M_0$ 者。

③ 原发阴茎体（干）部肿瘤，大部分恶性程度较高，即使肿瘤较小，也应做阴茎全切除术。

④ 组织学 III～IV 级的内生浸润型阴茎癌。

⑤ 对于 pN_2、pN_3 期先行新辅助化疗和放疗，如条件许可再进行手术切除。

⑥ 对于 pT_4 期如有条件可先行新辅助放疗和化疗，随后做补救手术切除。

（3）腹股沟淋巴结清扫术　阴茎癌转移的主要途径是淋巴系统，主要的区域性淋巴结则是腹股沟及髂血管淋巴结，区域性淋巴结的根治切除直接影响治疗的彻底性，也影响治疗结果。

2. 放射治疗

（1）根治性放射治疗　患者一般情况尚好，局部肿瘤最大直径小于 2cm、表浅外生型、无浸润或有轻度浸润，无淋巴结或远处转移，可行根治性治疗。

（2）姑息性放射治疗　病变直径大于 5cm、有深层浸润或病变侵及邻近组织者，可行姑息性放射治疗。对于晚期患者，为了止痛、减轻压迫等症状，可采用小剂量放射治疗。

（3）术前辅助放射治疗　对于部分阴茎癌患者，可先行辅助放射治疗，使肿瘤降级降期，获得根治性手术治疗的机会。

（4）禁忌证　已经出现恶病质者；广泛远处转移者；腹腔淋巴结广泛转移合并腹水者；腹股沟等部位有较大的溃疡可能引起较大的血管穿破造成大出血者。

3. 化学治疗

（1）适应证

① 早期可以配合局部手术治疗，用于局部外敷，以提高治疗效果。

② 晚期不能或不宜手术或放射治疗的患者。

③ 肝、肾功能均正常者。

④ 通过化学治疗可使肿瘤降级降期，从而获得手术机会的患者，可进行辅助化学治疗或新辅助化学治疗。

（2）禁忌证

① 早期病情轻者。

② 年老体衰或有严重心、肝、肾功能障碍者。

③ 严重恶病质者。

④ 血象偏低，白细胞计数小于 $4.0 \times 10^9 / L$，血小板计数小于 $50.0 \times 10^9 / L$，有严重贫血或有出血倾向者。

单独化学治疗对阴茎癌的治疗效果并不令人满意，故多用于辅助治疗和联合治疗，常用的药有：5-氟尿嘧啶、博莱霉素、长春新碱、顺铂、甲氨蝶呤等。

（二）治疗指导

1. 手术治疗指导

（1）适应训练　指导患者练习床上排便、有效咳嗽、咳痰方法。讲解术后应采取的卧位，演示更换体位的方法及注意事项。

（2）局部准备　手术前 1 周予以 1：5000 高锰酸钾液坐浴，水温 45～50℃，每天 2 次，每次 30 分钟。局部有脓性分泌物者，用 0.5% 聚维酮碘外阴抹洗，每天 2 次，遵医嘱应用抗生素。

（3）胃肠道准备　指导患者术前 1 周内进清淡少渣饮食，术前晚、术晨清洁洗肠。

2. 放射治疗指导

几乎所有阴茎癌患者在治疗期间照射区皮肤都会出现湿性反应，皮组织肿胀伴有剧痛。告知患者放疗过程中要保持外生殖器清洁、干燥，防止细菌进入男性尿道造成感染；湿性反应严重时可用氟轻松软膏外涂；放疗区域皮肤禁止用沐浴液等刺激性液体清洗，宜穿着宽松棉质内裤，防止放疗区域皮肤磨损；放疗过程中要观察尿液性状、量及有无膀胱刺激征、排尿困难、尿潴留等症状。

3. 化学治疗指导

（1）应用蒽环类药物有心脏不良反应，告知患者药物使用过程中的不良反应，用药过程中使用心电监护，如出现心悸、气短、心前区疼痛、呼吸困难时，及时告知医护人员。

（2）化疗药物易引起肾毒性和化学性膀胱炎，指导患者在化疗期间多饮水，观察有无尿频、尿急、尿痛等膀胱刺激征，遵医嘱正确使用解毒剂。

三、护理

（一）心理指导

（1）阴茎癌患者因病变位置特殊，内心羞愧、难以启齿、自卑感强烈，多与患者进行沟通，了解患者内心想法。

（2）加强社会支持力度，了解患者及家属对疾病的认知程度，告知手术、生物治疗、靶向治疗的先进性，争取家属亲人的支持。

（3）指导患者进行自我心理暗示，本病治愈率很高，治疗后可以正常地生活，不影响性功能，帮助患者树立战胜疾病的信心。

（二）出院指导

（1）保持外阴清洁，养成良好的卫生习惯。

（2）保持平和、乐观的心态，适当参加体育锻炼，调节身心健康。

（3）进高蛋白、高热量、低盐饮食，进食清淡而富含维生素的食物。

（4）指导患者休息时抬高下肢，如下肢肿胀或疼痛时及时就诊。

（5）定期复查 B 超、CT 和血、尿常规，有利于及时发现复发和转移。

第六章

肿瘤放射治疗患者的护理

第一节　肿瘤放射治疗概述

放射治疗简称放疗，是一种利用放射线辐射能治疗疾病的治疗手段，特别是对恶性肿瘤的治疗。它是治疗恶性肿瘤的主要手段之一，70%的肿瘤患者在疾病治疗过程中需要使用放疗。放疗的目的是最大限度地消灭肿瘤，同时最大限度地保存正常组织的结构与功能，提高患者的长期生存率和生活质量。放疗已成为一门独立的学科，即放射肿瘤学，它是研究放射线单独或结合其他方法治疗肿瘤的临床学科，它包括放射物理学、放射生物学和用于肿瘤临床治疗的临床放疗学。放疗患者的护理也因此成为一个特殊的专科护理领域。

一、放疗发展简史

1895 年物理学家伦琴发现 X 线，1896 年居里夫人发现了放射性元素 Ra（镭），这两次发现为人类诊治肿瘤奠定了基础。1896 年治疗了第一例患者，1922 年美国的库塔尔用 X 线治愈了晚期喉癌，并且没有并发症，确立了放疗的临床地位。1934 年 Coutard 建立了沿用至今的外照射剂量分割方式——分次放疗方法。20 世纪 50 年代开始用 ^{60}Co 治疗机治疗恶性肿瘤，使肿瘤放疗疗效成倍提高，1955 年卡普兰在斯坦福大学安装了直线加速器，它明显减轻了放疗不良反应，逐渐成为放疗设备的主流。20 世纪 70 年代随着电子计算机的发展，模拟机、CT、MRI、治疗计划系统相继问世，进一步提高了临床放疗精度。20 世纪 70 年代至 20 世纪 80 年代，威瑟斯等学者系统提出了放疗生物学研究基础——4R 理论。20 世纪 90 年代开创了三维适形放疗技术，其中最先进的技术——调强放疗是照射肿瘤适形性最好的技术，这也代表着 21 世纪放射肿瘤学发展的方向。

二、放射物理学概述

放射物理学是研究放疗设备的结构、性能以及各种射线在人体的分布规律，探讨提高肿瘤组织受量、降低正常组织受量的物理方法的学科。它是学习放射肿瘤学的基础。

（一）放射源的种类

放射治疗所用的放射源主要有三类：①各种放射性同位素发出的 α、γ 射线；②X 线治疗机和各类加速器产生的不同能量的 X 线；③各类加速器产生的电子束、质子束、中子束和一些重粒子束。

（二）放疗常用的照射方式

产生放射线的放射源以两种基本照射方式进行治疗，即：远距离照射和近距离照射。

1. 远距离照射

远距离照射又称外照射，是放射源位于人体一定距离，集中照射人体某一部位，这是放疗常用的方式。为了使肿瘤受到高剂量照射，并尽可能地保护正常组织，临床上需要选择不同种类、能量的射线，并采用同中心照射技术，即以病灶为中心，在体外从多个角度向病灶照射，使病灶受到较高的剂量。外照射多采用分次放疗方式。

2. 近距离放疗

近距离放疗是把放射源放入被治疗的组织内或放入人体的自然腔道内，直接在病灶区域进行的近距离放射，通常作为外照射的补充。其主要特点是放射源离瘤体较近，肿瘤组织受照剂量较高，周围的正常组织由于剂量的迅速跌落而受量较低（利用高强度的放射线在一定距离后剂量明显下降的物理特点），但靶区剂量分布的均匀性比外照射差。近距离放疗主要有两种形式，一种是组织间插植，即通过放疗计划设计将它们由手术种入或插植于病灶，常用放射源是 ^{125}I、^{198}Au 等；另一种是腔内后装治疗，先将施源器（管）置入人体自然腔道，如子宫、阴道、鼻咽、气管、食管、直肠等，然后通过计算机控制将放射源输入施源器，并由计算机控制放射源在肿瘤表面的驻留时间，以获得理想的剂量分布。常用的放射源是 ^{192}Ir、^{60}Co、^{137}Cs 等。

（三）常用的放疗设备

临床上常用于外照射的治疗机有千伏 X 线治疗机、^{60}Co 治疗机和直线加速器。

1. 千伏 X 线治疗机

千伏 X 线治疗机是利用低能 X 线治疗肿瘤的装置。这种设备只适用于浅部病灶的治疗。它的最高剂量在皮肤表面，因此放疗的皮肤反应大。

2. ^{60}Co 治疗机

^{60}Co 是一种人工放射性核素，产生两种 γ 线，平均能量为 1.25MeV（百万电子伏特），有效治疗深度为 10cm，穿透力明显高于千伏 X 线治疗机，因此它被用于深部肿瘤的放疗。它的最高剂量在皮下 0.5cm，使放疗的皮肤反应减轻。由于 ^{60}Co 是人工放射源，它的半衰期为 5.27 年，需要定期更换放射源，所以带来放射防护的困难。

3. 直线加速器

直线加速器是利用微波电场沿直线加速电子，然后发射 X 线或电子线治疗肿瘤的装置。直线加速器是目前临床使用较理想和最广泛的放疗设备，既能产生高能 X 线又能产生高能电子线。高能 X 线的穿透力较 ^{60}Co 的 γ 线强，适用于大部分肿瘤的治疗。

它的最高剂量在皮肤下一定深度，因而皮肤反应很轻。高能电子线的最高剂量在组织中达到一定深度后，剂量迅速降低，这样可使治疗深度的正常组织因剂量减少而得以保护，临床上用于偏中心的浅表肿瘤治疗，由于皮肤表面剂量较高，其放疗的皮肤反应较大。

（四）放疗的辅助设备

放疗的辅助设备已是现代放疗中不可缺少的部分，它既可用于治疗前的放疗计划设计和验证，也用于对放疗精确度的检查。

1. X 线计算机体层摄影术、 磁共振成像、 正电子发射计算机断层扫描

这些影像诊断手段已被临床广泛应用。X 线计算机体层摄影术（CT）或磁共振成像（MRI）可以清楚地显示肿瘤的部位大小、肿瘤的侵犯范围以及与周围正常组织的解剖关系，是定位的重要依据。在中枢神经系统和头颈部肿瘤的诊断以及脊柱、四肢、骨关节、腹部实质性脏器病变的诊断及鉴别诊断中，MRI 优于 CT。正电子发射计算机断层扫描（PET）作为肿瘤功能显像，通过与解剖图像的同机融合，可进一步提高肿瘤定性肿瘤分期、疗效分析的准确性。

2. 模拟机

模拟机是一种能够模拟放疗机的 X 线透视设备，它可观察肿瘤和正常脏器的形状和解剖位置，定出放射野的形状和入射方向，将其反映于体表。另外它可用来验证放疗计划系统所设计的放疗计划是否正确。近年来出现的 CT 模拟机，既可采集到肿瘤和正常脏器的 CT 图像，又可利用计算机重建肿瘤和正常脏器的三维立体结构，在此基础上设计出放射野的几何形状和入射方向。

3. 放疗计划系统

放疗计划系统（TPS）指通过电子计算机系统，将 CT 模拟机的 CT 图像输入、优化并确定最佳的放射野分布方案，计算出肿瘤及周围正常组织所受的放射剂量，以及照射靶区内的剂量均匀度。通常连有打印机和绘图区，可获得二维、三维的剂量分布图。随着计算机的发展，三维适形放疗和调强放疗的计划设计可立体观察肿瘤和正常组织的剂量分布情况，最终使肿瘤组织照射剂量最大而周围正常组织受照剂量最小，使放疗更为精确。

（五）放疗的剂量

放射线通过任何物质时，在与其原子相互作用过程中，能量逐渐减弱，所丧失的能量被所通过的物质吸收，称为能量吸收。X 线和 γ 线通过物质主要发生三种效应：光电吸收、康普顿吸收和电子对效应，电子线通过物质时发生电离、激发和弹性散射。

1. 放射治疗的剂量单位

目前国际上采用 Gy（戈瑞，Gray），它是组织吸收剂量单位，$1Gy = 1J/kg$，另一剂量单位是 cGy，$100cGy = 1Gy$。

2．照射区域

临床上通常先选定肿瘤区（GTV），再估计临床靶区（CTV），最后确定放疗的照射区域即计划靶区（PTV）。

（1）肿瘤区　即肿瘤临床灶，是临床体检和影像学检查可见的具有一定形状和大小的肿瘤范围。

（2）临床靶区　包括肿瘤临床灶、亚临床灶和肿瘤可能侵犯的范围。在设计治疗计划时要尽量保证 CTV 的放射剂量在 90％以上。

（3）计划靶区　包括临床靶区和安全边界，安全边界是指日常摆位、照射中患者（或器官）运动，引起靶区和靶体积的变化而导致扩大照射的组织范围。计划靶区决定照射野的大小。

3．临床对放射线的选择

由于不同的放射线，其最高剂量位置不同、穿透力不同，所以临床上可根据不同部位采用最佳能量的射线进行治疗。对于浅表肿瘤如皮肤癌、乳腺癌、胸壁等肿瘤结节，为了保护或减少损伤肿瘤深部的正常组织，临床上采用穿透力不强的千伏 X 线或低能电子线进行治疗。对于头颈部肿瘤，多使用高能 X 线和 ^{60}Co 的 γ 线。体腔深部的肿瘤如肺癌、食管癌、肝癌等常用穿透力高的高能 X 线，以达到较高的深部剂量。有时临床上联合应用不同种类或能量的射线，以改善剂量分布。

4．临床确定剂量的原则

肿瘤放疗剂量要求准确治疗的肿瘤区域内，剂量分布要均匀或有目的的不均匀；放射野的设计应尽可能地提高肿瘤照射剂量，而尽可能降低肿瘤周围正常组织的受量；保护重要脏器。

三、放射生物学概述

放射生物学是研究射线对肿瘤和正常组织作用的生物学机制，探讨提高肿瘤放射敏感性，减少正常组织损伤的途径的一门学科。研究表明放射线进入人体后，在细胞、组织和肿瘤中发生了生物效应。另外，放射生物学的 4R 理论作为肿瘤放射治疗的理论基础，指导着放射治疗的临床实践。人们不断探索着正常组织和肿瘤的放射敏感性和肿瘤放疗的治愈性，以提高肿瘤治疗的疗效。

（一）放疗的生物效应

1．细胞水平的生物效应

它包括直接效应和间接效应，进入人体的放射线直接作用于细胞核的 DNA 链，产生单链或双链断裂，即称为射线的直接作用。人体的水分子受射线的作用后，发生电离产生自由基 H^+、OH^-，这些自由基对 DNA 分子产生破坏作用，称为间接效应。被射线损伤的细胞有以下结果：细胞凋亡、分裂死亡、分裂畸变、不能分裂并保持生理功能、没有改变或改变很少。

2. 组织水平的生物效应

放射线对细胞的作用必定反映到组织水平，组织实际上是细胞群体。由于细胞本身处于细胞周期的不同时相，其包括不参加细胞周期分裂活动的休眠期（G_0期），以及出现细胞增生的 DNA 合成前期（G_1期）、DNA 合成期（S 期）、DNA 合成后期（G_2期）和细胞有丝分裂期（M 期），组织就是由这 5 种时相的细胞组成。

（二）放射线治疗肿瘤的理论依据

多年来的实践证实，采用分割放疗方式，可达到提高射线对肿瘤杀伤力而减少对正常组织损害的目的。放射生物学的 4R 理论为目前的分割放疗提供了坚实的理论基础。4R 即细胞的损伤修复、细胞的再增生、乏氧细胞的再氧合和细胞周期的再分布。

1. 细胞的损伤修复

肿瘤和其周围正常组织受照射发生损伤后会产生修复，而正常细胞修复放射损伤的能力强于肿瘤，分割照射就是利用这一差异来治疗肿瘤的。

2. 细胞的再增生

细胞的增生意味着细胞的分裂及细胞数量增加。正常组织是通过细胞的增生来补偿放射致死的正常细胞。由于肿瘤组织开始细胞再增生的潜伏期较长及增生速度较慢，因而反复多次照射后，肿瘤组织较正常组织受到更明显的损伤。但随着放疗的进行，会出现肿瘤细胞的加速再增生，即增生的速度快于放疗前，这时需采用非常规分割照射如加速超分割或加用化疗等，来遏制肿瘤细胞的加速再增生。

3. 乏氧细胞的再氧合

正常组织中不存在乏氧细胞和再氧合，只是在肿瘤中由于血供差而存在乏氧细胞，这些细胞对放射性有抵抗性，在一次次的分割放疗后，肿瘤逐步缩小，并因血供改善和营养的供应，使原先的乏氧细胞转为富氧细胞而对放疗敏感，这就是再氧合过程。

4. 细胞周期的再分布

在分割照射中，处于敏感期的 G_1 和 M 期细胞首先被杀灭，通过细胞周期的再分布，残留的细胞中对放疗有阻抗的 S 期向 G_2 和 M 期推进，从而对放疗敏感。

（三）放射敏感性

放射敏感性是指放射对正常组织和肿瘤杀灭的敏感性。不同组织器官及各种肿瘤组织在受到照射后，出现变化的时间和反应程度各不相同。放疗的敏感性与下列因素有关。

1. 肿瘤细胞对放射固有的敏感性

其包括：①高度敏感，50Gy 以下的照射剂量即将细胞杀灭，如精原细胞瘤、白血病、恶性淋巴瘤、小细胞肺癌等；②中度敏感，60～70Gy的剂量细胞才被杀灭，如大多数腺癌、乳腺癌、基底细胞癌、鳞状细胞癌、非小细胞肺癌等；③低度敏感，大于70Gy的剂量才能严重损害它们，如大部分脑瘤、肌肉和软组织肿瘤、骨肉瘤及恶性黑色素瘤等。

2. 肿瘤细胞的分化程度和增生能力

同一肿瘤因其分化程度不同，对放射的敏感性也不同，一般放射敏感性与细胞的分化程度成反比，即分化程度低的放射敏感性高。另外，放射敏感性与细胞的增生能力成正比，一般增生快的肿瘤放射敏感性高。

3. 肿瘤细胞的血供

肿瘤细胞的血供差，使肿瘤细胞增生所需的营养物质供应少，肿瘤细胞的增生率就低，致使放疗的敏感性下降。同时血供差造成肿瘤缺氧也使放疗的敏感性降低。因此，患者的健康指数下降，如营养差、贫血、感染会加重组织缺氧，而影响肿瘤对放疗的敏感性。

4. 放疗的敏感性与放疗的治愈性不存在明确的相关性

放疗的治愈性是指通过放疗治愈肿瘤的可能性。一部分恶性程度高的肿瘤，分化低，对放疗的敏感性高，但容易发生远处转移，未必具有高治愈性。照射期间肿瘤退缩的速度与放疗的治愈性关系较小，肿瘤受照后，生物效应表达时间长短范围较大，大部分肿瘤要在照射开始后几周才产生退缩，部分细胞周期较长的肿瘤要在数月产生退缩。

第二节　临床放射治疗的方法及选择

放疗的原则是最大限度消灭肿瘤，同时最大限度保护正常组织。按照放疗的目的可以分根治性放疗和姑息性放疗。为了提高肿瘤的治疗效果，临床上运用放疗和其他方法综合的治疗，并采用了先进的放疗技术。

一、放疗的方法

放射治疗按其目的可分为根治性放疗和姑息性放疗。

（一）根治性放疗

根治性放疗是希望通过放疗彻底杀灭肿瘤，患者可生存较长时间且无严重后遗症。放射治疗量与周围正常组织的耐受量相近，常采用常规和非常规分割放疗。

1. 适应证

根治性放疗的适应证为不能手术，对放疗敏感的Ⅰ期、Ⅱ期、部分Ⅲ期以及术后补充放疗的患者。经过患者一般状况评价，卡氏评分必须大于 60 分，能耐受放疗的患者才能选择根治性放疗。

2. 放疗为首选根治疗法的肿瘤

（1）头面部皮肤癌　皮肤癌的治疗可用手术、冷冻、激光、电灼等，这些方法常遗留瘢痕，影响美容，选用放疗可保持较好的头面部外观。

（2）鼻咽癌　鼻咽位于重要部位，周围有许多重要的血管和神经，手术治疗难以达到根治效果。加之 70%～80% 的患者有颈部淋巴结转移，手术已不能解决。鼻咽癌多为低分化鳞癌，对放射中等程度敏感，所在周围正常组织对放射线耐受性好，因此鼻咽癌即使有脑神经损伤、颅底骨质破坏，或者颈部淋巴结转移，放疗也能使患者长期生存。

（3）扁桃体癌、口咽癌　常见的肿瘤有鳞状细胞癌、恶性淋巴瘤、未分化癌等。由于解剖部位的特点，手术切除不彻底，而放疗的效果较好，并且它有保留局部功能的特点。

3. 通过根治性放疗获得满意疗效的肿瘤

对口腔癌、喉癌、精原细胞癌、乳腺癌、Hodgkin 淋巴瘤、宫颈癌、食管癌、肺癌，放疗已作为主要的治疗手段。

（二）姑息性放疗

姑息性放疗是指对一些无法治愈的晚期患者，经过给予适当剂量的放疗，达到缓解患者的某些症状和解除患者痛苦的目的。

1. 适应证

已有远处转移的肿瘤，对放射敏感的原发灶给予姑息性放疗；因肿瘤引起的出血、神经症状、疼痛、梗阻、咳嗽气急等可用姑息性放疗解除或预防上述症状的发生；因肿瘤转移而出现的脑转移、骨转移或其他部位的转移灶的放疗。

2. 特点

一般采用单次剂量较大、次数较少的分割照射方式，总剂量一般是肿瘤根治量的 2/3。姑息性放疗不是简单的推迟死亡，而是延长有效生命力。由于患者的全身状况差，在进行姑息性放疗的同时，还需全身支持疗法。有时姑息性放疗效果显著，再通过支持治疗及其他治疗方法的作用可使病情好转，进而可转为根治性放疗。

二、放疗与其他方法的综合治疗

为了提高肿瘤的治疗效果，目前采用综合治疗的方法。综合治疗即根据患者的机体状况、肿瘤的病理类型、侵犯范围和发展趋势，合理地、有计划地综合应用现有治疗手段，以较大幅度地提高生存率和生活质量。有时一种疾病的治疗会采用手术、放疗、化疗等多种治疗手段，关键在于目的明确、手段合理、安排有序和因人而异。

（一）放疗与手术的综合治疗

1. 术后放疗

术后放疗在恶性肿瘤治疗中相当普遍，几乎所有肿瘤手术后，凡有亚临床灶残留或肉眼残留均可接受术后放疗。对于生长局限、无远处转移、术后残留少（如镜下残留），且周围组织可耐受高剂量照射的恶性肿瘤，术后放疗即可明显提高肿瘤的局部控制率，还能明显提高患者的生存率。但对于恶性程度高、早期易发生远处转移的恶性肿瘤，还需术后放疗和化疗联合使用，可望进一步提高肿瘤的局部控制率和患者的生存率。如肺癌、乳腺癌、直肠癌、胰腺癌等通过进行术后放疗和化疗联合使用，可降低肿瘤局部复发率，从而改善患者的生存率。

2. 术前放疗

术前放疗是肿瘤手术治疗的辅助手段，通过术前放疗，使一部分肿瘤缩小，达到降低分期的效果，使这部分不能手术切除的肿瘤变得可以手术切除。但单纯的术前放疗在临床开展并不广泛，主要是患者的选择、术前放疗的剂量、放疗和手术的间隔时间以及手术并发症的增加等因素。目前应用较多的是术前放疗与化疗联合使用（称为新诱导治疗），这样可增加肿瘤的退缩率，从而增加手术的切除率，达到提高肿瘤局部控制率和患者生存率的目的。如食管癌、肺癌、宫颈癌、直肠癌及胰腺癌等，通过术前放疗及联用化疗，提高了肿瘤的切除率。

3. 术中放疗

术中放疗是利用术中直视的机会，尽可能避开正常组织和器官，对未切除肿瘤或残留肿瘤、肿瘤床和淋巴引流区，进行直接外放射。通过手术方式将所要照射的区域和需要保护的周围正常组织器官分开，将限光筒直接置入靶区，用加速器产生的电子线进行一次性大剂量的照射，其目的是最大限度杀死肿瘤和最大限度保护正常组织。术中放疗主要应用于腹部胃肠道肿瘤，近年来术中放疗已开始应用于头、颈、胸腹和四肢等部位肿瘤。然而术中放疗需要外科医师的参与，过程较复杂，还涉及手术室区域的放射防护问题，因此术中放疗多作为外照射剂量增加的补充。

（二）放疗与化疗的综合治疗

1. 目的

（1）提高肿瘤局部控制，提高肿瘤局部和区域性控制将会显著提高患者的生存率，是治愈肿瘤的重要因素之一。

（2）降低远处转移，根据不同肿瘤的生物学特性，在放疗前、中、后不同时期使用化疗能消灭患者体内的亚临床病灶，进而降低远处转移率。

（3）器官结构和功能的保存。应用放、化疗综合治疗，可使部分患者避免手术和因此所致的器官功能显著降低或丧失。

2. 放疗与化疗综合治疗的理论基础

（1）空间联合作用　放疗与化疗分别作用在同一疾病的不同病变部位，两种治疗方法间无相互作用。如化、放疗综合治疗儿童淋巴细胞白血病，化疗用于消灭全身疾病，放疗作用于药物难以到达的脑等部位亚临床灶。再如放疗后辅助化疗，放疗控制肿瘤的局部病灶，化疗来消灭放射野外亚临床灶。

（2）化疗与放疗独立的肿瘤杀灭效应　这是最基本的化、放疗综合治疗模式，即化、放疗间肿瘤杀灭效应无交互作用，也无治疗不良反应重叠，使用全量化疗和放疗能产生肿瘤杀灭效应优于其中任一治疗方法。

（3）提高杀灭肿瘤的效应　这是化、放疗综合治疗的最主要目的。化、放疗综合治疗产生的疗效要高于两种治疗方法独立应用所产生的疗效之和。化疗药起着类似放射增敏剂的作用。

（4）正常组织的保护作用　放疗前应用诱导化疗，可使瘤体缩小，进而根据化疗后瘤体大小再对较小射野进行放射，可有效保护正常组织或器官。

（5）阻止耐药肿瘤细胞亚群出现　相当多肿瘤细胞表现出对某一治疗方式耐受，而对另一治疗方式仍保持一定敏感的特征。

（6）降低放疗剂量　这是最根本的预防正常组织和器官急性和后期放射损伤的方法。

3. 放疗与化疗综合治疗方法

（1）序贯疗法　即一种疗程完成后再给予另一疗程的治疗。避开了两种治疗方法同步应用时的毒副反应增加，但治疗强度小，肿瘤杀灭效应低。

（2）同步治疗　即化疗的当日同步应用放疗。化疗与放疗同步治疗缩短了总疗程，减小了肿瘤治疗过程中加速再增生可能性及肿瘤细胞亚群出现的概率，肿瘤的杀灭效应较强，但这也增加了正常组织治疗的毒副反应。

（3）交替治疗　将根治性放疗疗程分段，在每个期间穿插化疗。这种方法较同步治疗能降低治疗的毒副反应，但对治疗效果是否有影响要进一步研究。

（三）放疗与热疗综合

对一些较大的表浅病灶，估计单纯放疗疗效较差时，临床上常采用加热辅助治疗的方法。热疗可以杀灭对放射线不敏感的 S 期肿瘤细胞和乏氧细胞，并能降低肿瘤细胞对放射线的损伤修复能力，因此热疗能提高放疗的敏感性。

肿瘤加热有局部加热和全身加热两大类，局部加热的方法有电磁波加热如微波、射频，以及非电磁波加热如超声波。由于全身加热目前还没有理想的治疗机，同时各组织的温度无法控制和监测，并且局部加热和全身加热一样能有效抑制肿瘤的生长，所以局部加热较全身加热应用更广泛。临床应用证明放射与热疗综合可以提高软组织肉瘤、浅表淋巴结转移癌、胸腹壁转移癌等治疗的疗效。

（四）放射保护药

对一些照射体积较大而正常组织无法很好保护时，临床上采用放射保护药。它能选择性地对正常组织起保护作用，提高正常组织的耐受剂量而不影响肿瘤的控制率。

目前最著名的是氨磷汀（阿米福汀，也称 WR-2721），氨磷汀在正常组织中具有较高的浓度，而在肿瘤组织中浓度很低，因而能对正常组织起到选择性保护作用。氨磷汀的保护作用几乎可以保护除了中枢神经系统以外的全部正常组织，却不保护肿瘤组织。临床研究表明，氨磷汀能提高正常组织对放射性损伤的耐受性。对头颈部肿瘤放疗的黏膜炎和口干、肺部放疗的放射性肺炎和食管炎、直肠癌放疗的直肠黏膜急性反应等，氨磷汀的保护作用已被临床证实。氨磷汀主要通过静脉滴注，由于氨磷汀用药后 15 分钟达到最高组织浓度，其分布和清除半衰期很短，所以药液需 15 分钟滴完，并必须在用药后 30 分钟内照射。氨磷汀的主要毒副反应是低血压，因此氨磷汀在临床上尚没有广泛使用。

三、提高放疗疗效

理想的肿瘤放疗是只照射肿瘤，而不照射肿瘤周围的正常组织。虽然至今还未达到这种目标，然而随着电子计算机技术的迅速发展，现已建立了肿瘤及其周围正常组织虚拟三维结构重建技术，改进了放射物理剂量的计算方法，使肿瘤放疗朝着理想化的目标前进。

三维适形放疗（3D-CRT）和调强放疗（IMRT）是当今肿瘤放疗最先进的技术，它将先进的计算机技术应用于成像、治疗计划设计、放疗实施和验证，使放射高剂量分布与肿瘤立体形态基本保持一致。由于肿瘤组织获得比常规放疗要高得多的剂量，而正常组织的照射量显著减少，因此提高了肿瘤的局部控制率和无严重并发症的生存率。三维适形放疗使用多野同心照射，各个放射野的几何形态必须和肿瘤在该射野视观的形态一致，在与射野线束垂直的平面上，放射强度是均匀的。调强放疗也是采用多野同心照射，然而在每个放射野内的各部位，射线的强度是不一样的。IMRT 是 3D-CRT 的高级阶段，特别适合肿瘤形态不规则并与周围正常关键脏器互相交错的情况。

第三节　放射治疗的不良反应及防治原则

任何治疗措施都有利有弊，放射治疗亦不例外，但总体来讲，放疗的不良反应较小，比手术、化疗易接受。放疗不良反应的程度与照射剂量、照射体积的大小、个人对放射线的敏感程度以及是否运用化疗有关。放疗不良反应可分为全身反应和局部反应，按发生时间又可分为急性放射反应和晚期放射反应。

一、全身反应与局部反应

（一）全身反应

全身反应主要是一系列的功能紊乱与失调，表现为乏力、虚弱多汗、低热、食欲下降、恶心呕吐、睡眠欠佳、骨髓抑制。

（二）局部反应

局部反应因照射部位不同而异，如放疗局部的皮肤反应、口腔食管黏膜反应、肺部反应、消化系统反应、泌尿系统反应等。

二、急性放射反应和晚期放射反应

在放疗 90 日内发生的放射损伤为急性放射反应（又称急性损伤、急性反应），在放疗 90 日后发生的放射损伤则是晚期放射反应（又称后期损伤、后期反应）。

美国放射肿瘤学研究组（RTOG）和欧洲放射肿瘤学会（EORTC）提出了急性放射反应评分标准和晚期放射反应评分标准，评分标准是用来评价放射治疗毒性的等级。评价者在评估放射反应时须注意下列几点。

（1）将疾病和治疗引起的体征和症状区分开来。

（2）必须准确评价患者治疗前的基线。

（3）所有 3、4 或 5 级反应必须经主要医师确认。

（4）任何引起死亡的毒性为 5 级。

各个等级下不同部位的反应如下。

（一）急性放射反应

1. 急性放射反应下 0 级部位变化

皮肤、黏膜、眼、耳、咽和食管、喉、上消化道、下消化道、心、肺、生殖泌尿系统、中枢神经系统均无变化。

2. 急性放射反应下 1 级部位变化

皮肤：点状或片状红斑，或脱毛，或干性脱皮，或出汗减少。

黏膜：红斑或轻微疼痛，不需止痛药。

眼：轻微结膜炎，可伴有或不伴有巩膜充血、流泪增加。

耳：伴红斑疼痛的外耳道炎，可有继发性干性脱皮，但无须药物治疗。

咽和食管：轻微吞咽困难，需一般的止痛药或非麻醉药镇痛，需半流质饮食。

喉：轻、中度声嘶，不需止咳药水的咳嗽，黏膜水肿。

上消化道：厌食伴体重下降不大于 5% 治疗前水平，恶心但不需止呕药，不需抗副交感神经药或止痛药的腹部不适。

下消化道：不需药物处理的大便次数增加或者习惯的改变，不需止痛药的直肠不适。

心：无症状但心电图有客观改变或无其他心脏病的心包异常。

肺：轻度干咳或用力性呼吸困难。

生殖泌尿系统：小便次数或夜尿 2 倍于治疗前水平，不需药物治疗的小便困难、尿急。

中枢神经系统：功能完全正常（如能工作）伴有轻微神经症状，不需用药治疗。

3. 急性放射反应下 2 级部位变化

皮肤：明显红斑，或斑状湿性脱皮，或水肿。

黏膜：斑状黏膜炎，浆液渗出炎或中度疼痛，需止痛药。

眼：伴有或不伴有需用激素或抗生素的中度角膜炎，需用人工泪液的干眼症，伴有畏光的虹膜炎。

耳：需用药物治疗的中度外耳道炎，浆液性中耳炎。

咽和食管：中度吞咽困难，麻醉药镇痛，需要流质饮食。

喉：持续声嘶但能发声，牵涉性耳痛、喉痛、片状纤维渗出或轻度杓状软骨区水肿但不需麻醉药，需止咳药的咳嗽。

上消化道：厌食伴体重下降在 5%～15% 治疗前水平，恶心、呕吐需止呕药，需抗副交感神经药或止痛药的不适。

下消化道：需抗副交感神经药的腹泻，不需卫生纸垫的黏液排除，需止痛药的腹痛。

心：有症状伴心电图有客观改变和放射学发现充血性心衰或心包疾病，不需特别治疗。

肺：需麻醉药、止咳药的持续咳嗽，轻微活动时呼吸困难。

生殖泌尿系统：小便或夜尿间隔超过 1 小时，需局部麻醉的小便困难、尿急、膀胱痉挛。

中枢神经系统：有神经症状，需家庭护理，需护理支持，需激素、抗癫痫药。

4. 急性放射反应下 3 级部位变化

皮肤：融合性湿性脱皮，凹陷性水肿。

黏膜：融合纤维黏膜炎或严重疼痛，需麻醉药。

眼：伴有角膜溃疡的严重的角膜炎，客观的视力减弱、视野减小，急性青光眼、全眼球炎。

耳：经检查有渗出或湿性的严重外耳道炎，症状性听力下降，非药物性耳鸣。

咽和食管：严重吞咽困难，脱水或体重下降大于 15%，需胃饲或静脉输液。

喉：轻声讲话，喉痛或牵涉性耳痛需麻醉药，融合性纤维渗出，明显杓状软骨区水肿。

上消化道：厌食伴体重下降大于 15% 治疗前水平，需鼻胃管或肠道外营养支持，恶心、呕吐需鼻胃管或肠道外营养支持，药物不能止的严重腹痛，腹胀（X 线检查证实肠管扩张）。

下消化道：需鼻肠外营养支持的腹泻或需卫生纸垫的出血，腹胀（X 线检查证实肠管扩张）。

心：对治疗有反应的充血性心衰、心悸或心包疾病。

肺：麻醉药、止咳药无效的严重咳嗽或静息时呼吸困难，有临床或放射学证据的肺炎，需间隙吸氧或激素治疗。

生殖泌尿系统：小便或夜尿间隔小于 1 小时，需频繁定时麻醉药治疗的小便困难、盆腔痛、膀胱痉挛。

中枢神经系统：需住院治疗的神经症状。

5. 急性放射反应下 4 级部位变化

皮肤：溃疡、出血或坏死。

黏膜：溃疡、出血或坏死。

眼：失明（单侧或双侧）。

耳：耳聋。

咽和食管：完全阻塞，溃疡，穿孔，窦道。

喉：明显呼吸困难、喘鸣、需气管切开的咯血。

上消化道：亚急性或急性肠梗阻，胃肠穿孔，需输血的出血，需胃肠减压或肠管改道的腹痛。

下消化道：急性或亚急性肠梗阻，窦管，穿孔，需输血的出血，需胃肠减压或肠管改道的腹痛或里急后重。

心：充血性心衰、心悸或心包疾病，对非外科治疗无反应的心律失常。

肺：严重通气不足，持续吸氧或辅助通气。

生殖泌尿系统：需输血的血尿，不是继发于尿道血块溃疡或坏死的急性膀胱阻塞。

中枢神经系统：严重神经损害，包括瘫痪、昏迷，癫痫发作每周大于 3 次，需住院治疗。

（二）晚期放射反应

1. 晚期放射反应下 0 级部位变化

皮肤、皮下组织、黏膜、唾液腺、脑、眼、喉、肺、心、小肠、大肠、食管、肝、肾、膀胱、骨、关节均无变化。

2. 晚期放射反应下 1 级部位变化

皮肤：轻度萎缩，色素沉着，部分头发脱落。

皮下组织：轻度硬化（纤维化）和皮下脂肪组织丧失。

黏膜：轻度萎缩和干燥。

唾液腺：轻微口干，对刺激反应好。

脑：轻度头痛或昏睡。

眼：无症状性白内障，轻微角膜溃疡或角膜炎。

喉：声嘶，轻度杓状软骨区水肿。

肺：无症状或轻微症状（干咳），轻微放射影像征象。

心：无症状或轻微症状，暂时性 T 波倒置和 ST 段改变，窦性心律过速，心率大于 110 次/分。

食管：轻微纤维化，进食固体食物时轻微吞咽困难，无吞咽痛。

小肠、大肠：轻微腹泻，轻微痉挛，每日大便 5 次，轻微直肠渗液或出血。

肝：轻微肝功能异常。

肾：暂时蛋白尿，无高血压，轻微肾功能损害。

膀胱：轻微上皮萎缩，轻微毛细血管扩张（显微镜下血尿）。

骨：无症状，无生长迟缓，骨密度减小。

关节：轻度关节僵硬，轻度运动受限。

3. 晚期放射反应下 2 级部位变化

皮肤：片状萎缩，中度毛细血管扩张，全部头发脱落。

皮下组织：中度纤维化但无症状，轻度照野内组织收缩，小于边长 10%。

黏膜：中度萎缩和毛细血管扩张，少黏液。

唾液腺：中度口干，对刺激反应差。

脑：中度头痛，严重昏睡。

眼：症状性白内障，中度角膜溃疡，轻度视网膜病变或青光眼。

喉：中度杓状软骨区水肿，软骨炎。

肺：中度有症状的纤维化或肺炎（严重咳嗽），低热，斑点状放射影像征象。

心：中度劳力后心悸，轻微心包炎，正常心形，持续性异常 T 波和 ST 段改变，低 QRS。

食管：不能正常地进食固体食物，需要半流质饮食，有扩张指征。

小肠、大肠：中度腹泻，中度痉挛，每日大便大于 5 次，过多直肠渗液或间歇出血。

肝：中度症状，某些肝功能异常，血清蛋白正常。

肾：持续中度蛋白尿（＋＋），轻微高血压，无相关贫血，中度肾功能损害。

膀胱：中度尿频，全面毛细血管扩张，间歇性肉眼血尿。

骨：中度疼痛或压痛，生长迟缓，不规则骨硬化。

关节：中度关节僵硬，中度关节痛，中度关节运动受限。

4. 晚期放射反应下 3 级部位变化

皮肤：明显萎缩，交叉性毛细血管扩张。

皮下组织：严重硬化和皮下组织丧失，照野内组织收缩大于 10%。

黏膜：明显萎缩和完全干燥，严重毛细血管扩张。

唾液腺：明显口干，对刺激无反应。

脑：严重头痛，严重中枢神经系统（CNS）障碍（部分肌力减退或运动障碍）。

眼：严重角膜炎，严重视网膜病变或脱离，严重青光眼。

喉：严重水肿，严重软骨炎。

肺：严重有症状的纤维化或肺炎，致密状放射影像征象。

心：严重心悸，心包积液，缩窄性心包炎，中度心衰，心脏增大，心电图异常。

食管：严重纤维化，需要流质饮食，有吞咽痛，需扩张。

小肠、大肠：需外科处理阻塞或出血。

肝：肝功能不全，肝功能明显异常，低清蛋白，水肿或腹腔积液。

肾：严重蛋白尿，严重高血压，持续贫血，重度肾功能损害。

膀胱：严重尿频，排尿困难，严重毛细血管扩张（常为淤点），常血尿，膀胱容量减小（小于 150mL）。

骨：严重疼痛或压痛，生长停滞，致密性骨硬化。

关节：严重关节僵硬，疼痛并严重关节运动受限。

5. 晚期放射反应下 4 级部位变化

皮肤：溃疡。

皮下组织：溃疡。

黏膜：溃疡。

唾液腺：纤维化。

脑：癫痫发作，瘫痪，昏迷。

眼：全眼球炎，眼盲。

喉：坏死。

肺：严重通气不足，持续吸氧或辅助通气。

心：心脏压塞，严重心衰，严重缩窄性心包炎。

食管：坏死，穿孔，窦道。

小肠、大肠：坏死，穿孔，窦道。

肝：坏死，肝性昏迷或脑病。

肾：恶性高血压，尿毒症昏迷。

膀胱：坏死缩窄性膀胱（容量小于 100mL），严重出血性膀胱炎。

骨：坏死，自发性骨折。

关节：坏死，需完全固定。

三、放疗不良反应的防治

放疗不良反应的临床表现类似炎症，如食管炎、肠炎等，但事实上并非感染。放疗引起的急性反应会给患者带来很大的痛苦，反应严重时患者的全身状况急转直下，一般经对症处理或停止放疗后多可逐步恢复。放疗的后期反应一旦发生，则不容易恢复，故以预防为主。

（一）放疗不良反应的预防措施

（1）放射野内局部做好准备，如拔除严重龋齿，控制病灶的局部感染以及伤口愈合等。

（2）注意患者是否伴有可能增加正常组织放射敏感性的因素，如曾接受化疗、糖尿病、动脉硬化等。

（3）精心设计放疗计划最关键，特别注意相邻野间热点问题（即放射剂量重叠）和各种正常组织的耐受量，严重不良反应如放射性截瘫必须避免。

（4）放疗期间密切观察病情变化，及时处理急性放射反应。

（二）放疗不良反应的治疗原则

放疗不良反应病理上多为无菌性炎症，采用激素可以减少渗出，防止炎症进一步扩展。开放部位（如肺）的放疗不良反应，多伴有细菌感染，而细菌感染又会促进病变扩散，因此抗生素的使用有助于控制放疗不良反应。另外积极对症处理，如止咳、化痰等，一方面减轻患者症状，另一方面避免急性反应转向后期反应。

第四节　放疗患者的护理

由于放疗期间患者可能出现一系列的并发症，所以对放疗患者的护理尤为重要。对于放疗前、中、后的护理，健康教育贯穿于整个过程。近距离照射（内照射）之一的腔内后装治疗与外照射有所不同，因此要做好腔内后装治疗的特殊护理。

一、放疗的相关护理

（一）放疗前护理

1. 放疗实施步骤的介绍

放疗实施前需经历一系列的步骤：

第一步，依据患者的病情、病期确定治疗原则，患者需提供病史记录，并进行一系列的检查。

第二步，制作放疗体位固定装置（如塑料面膜、真空垫等），在模拟机下准确定位，并拍摄模拟定位片。

第三步，根据前两步提供的资料，放疗临床医师勾画出临床靶区和计划靶区的范围，预计肿瘤照射的致死剂量和周围正常组织特别是重要脏器的最大允许剂量，随后由物理师借助放疗计划系统（TPS），制订出最佳的放射野剂量分布方案。

第四步，将设计好的放疗计划移至具体的治疗机，在治疗机下拍摄照射野片，与模拟机拍摄的定位片相比较、核准。

第五步，确定无误后，由放疗技术员再执行放疗。

对于一些脑转移、骨转移等需尽快治疗的患者，在经历了第一、第二步骤后，临床医师及主管医师直接计算并确立照射的范围及剂量，马上就由放疗技术员执行放疗。护理人员了解了放疗的实施步骤，可以向患者进行讲解，使得当放疗计划设计时间较长时，患者能够理解。

2. 心理护理

了解患者的病情、心理状况以及治疗方案，有针对性地对患者进行健康教育。放疗前，向患者和家属发放一些通俗易懂的放疗宣教手册，以简明扼要地介绍放疗有关的知识，以及放疗中可能出现的不良反应和需要配合的事项，使患者消除紧张的心理，积极配合放疗。另外，还要嘱咐患者进放射治疗室时，不能带入金属物品如手表、钢笔等。

3. 饮食指导

放疗在杀伤肿瘤细胞的同时，对正常组织也有不同程度的损害，加强营养对促进组织的修复、提高治疗效果、减轻毒副反应有着重要作用。

（1）护士应加强对患者及家属营养知识的宣教，提供一些针对疾病治疗的食谱。

（2）在食品的调配上，注意色、香、味，饭前适当控制疼痛，为患者创造一个清洁舒适的进食环境。

（3）在消化吸收功能良好的情况下，可采用"超食疗法"，即给予浓缩优质蛋白质及其他必需的营养素，以迅速补足患者的营养消耗。对一些放疗反应严重的患者，如需要流质饮食或禁食的患者，可提供要素饮食或完全胃肠外营养。

（4）放疗期间鼓励患者多饮用绿茶，有助于减轻射线对正常组织的辐射损伤。多饮水（每日约3000mL），可使放疗所致肿瘤细胞大量破裂、死亡而释放的毒素随尿量排出体外减轻全身放疗反应。

（5）提倡进食营养丰富的食物，出现进食、消化吸收方面的放疗反应时才注意相对"忌口"。

4. 保持良好的、能耐受放疗的身体状况

保持良好的、能耐受放疗的身体状况，并做好各项准备，对全身状况差的患者如

存在血常规异常、进食差、感染和局部疼痛等症状，要进行对症支持治疗，使他们能耐受放疗。

劝导患者戒烟忌酒。头颈部肿瘤特别是涉及口腔照射的患者，要注意口腔健康，如先拔除龋齿，治疗牙周炎和牙龈炎，经常用医用漱口液清洁口腔等。涉及耳部的放疗，要避免对浆液性中耳炎手术。口腔照射的患者还应摘掉假牙、金牙才能放疗，以减轻口腔黏膜反应。照射野经过口腔或食管的患者，指导患者要忌食辛辣、过热、过硬等刺激粗糙的食物。照射部位有切口的，一般待愈合后再行放疗；全身或局部有感染情况，必须先控制感染才能放疗。对于脑部照射的患者，要剃去照射区的所有头发。

5. 保持放疗位置准确相关知识的宣教

嘱咐患者在每次照射时都要与定位时的体位一致，胸部肿瘤照射时，要保持呼吸平稳，食管下段、腹部及盆腔照射时要注意进食或膀胱充盈程度保持与定位时一致，胃部放疗应空腹，食管下段放疗不应进食过饱，小肠、结肠、直肠放疗前应排空小便，膀胱放疗时应保留适量小便。

放射标记模糊不清时，要及时请医师补画。放疗前要注意保管好自己的放疗固定装置，避免锐器刺破、重物挤压等，放疗中要查看真空垫有无漏气变软。当过瘦、过胖致使放疗固定装置不相适应时，要和医师联系。

6. 保护放射野（区域）皮肤相关知识的宣教

外照射的射线都需经过皮肤，因此不同的放射源、照射面积及照射部位，可出现不同程度的放射皮肤反应，应向患者说明保护照射野皮肤对预防皮肤反应起着重要作用。保护放射野（区域）皮肤的原则是清洁、干燥、避免损害，应对患者做以下宣教。

（1）体腔照射者贴身衣服应选择宽大柔软的全棉内衣。

（2）照射野（区域）可用温水和柔软毛巾轻轻沾洗，但禁止使用肥皂和沐浴露擦洗或热水浸浴。

（3）局部放疗的皮肤禁用碘酒、乙醇等刺激性药物，不可随意涂抹药物和护肤品。

（4）局部皮肤避免粗糙毛巾、硬衣领、首饰的摩擦；避免冷热刺激如热敷、冰袋等；外出时，局部放疗的皮肤避免日光直射，如头部放疗的患者外出要戴帽子，颈部放疗的患者外出要戴围巾。

（5）放射野位于腋下、腹股沟、颈部等多汗、皱褶处时，要保持清洁干燥，并可在室内适当暴露通风。

（6）局部皮肤切忌用手指抓搔，并经常修剪指甲，勤洗手。

（7）避免外伤。

（二）放疗中（期间）护理

在放疗 90 日内发生的放射损伤为急性放射反应，有时患者放疗一开始，放疗的不良反应也随之而来，因此什么时候放疗开始，我们就要做好放疗不良反应的观察护理。

1. 放疗的全身反应的护理

放疗引起的全身反应可表现为一系列的功能紊乱和失调，如乏力、虚弱多汗、低热、食欲下降、恶心呕吐、睡眠欠佳等。一般只要适当休息，调整饮食，加强营养，多饮水，并结合中医中药治疗即可。严重者需对症支持治疗。另外还要加强护患间沟通、患者间交流，鼓励和帮助患者适应放疗。

2. 放疗的皮肤反应的护理

放疗引起皮肤反应的程度与射线的种类、是否采用超分割治疗等有关。一般千伏X线或电子线照射，其皮肤反应较其他射线明显，联用热疗或化疗其皮肤反应也可能会加重。护士从一开始放疗就应强调，要遵循保护放射野（区域）皮肤的护理原则，避免因人为因素加重放疗反应。根据皮肤反应的程度，目前临床上常见有Ⅰ度反应（干性反应）和Ⅱ度反应（湿性反应）。

（1）Ⅰ度反应　表现为局部皮肤红斑、色素沉着、无渗出物的表皮脱落，并有烧灼感、刺痒感。护理中要注意保持局部皮肤的清洁、干燥，刺痒厉害时可涂抹三乙醇胺乳膏（比亚芬）。

（2）Ⅱ度反应　表现为充血、水肿、水疱，有渗出物的表皮脱落，严重时造成破溃和继发感染，多发生在皮肤皱褶处如腋下、腹股沟、会阴等。一旦出现立即停止放疗，并用生理盐水换药，喷康复新液，并尽量采用暴露疗法。由于放疗的皮肤反应最常见，因此临床上常采用三乙醇胺乳膏外涂进行预防。

3. 放疗的造血系统反应的护理

放疗可引起骨髓抑制，其程度与照射范围、是否应用化疗有关，大面积放射、髂骨放疗以及合并化疗会较明显影响造血细胞的功能，先是白细胞下降，然后是红细胞、血小板下降。

（1）在接受放射治疗期间要定期测定血常规，并观察患者有无发热、出血等现象。

（2）如白细胞小于 $2\times10^9g/L$ 或血小板小于 $50\times10^9g/L$，或体温大于 38.5℃ 应暂停放疗。

（3）如白细胞低于正常值，予以对症处理，在白细胞低于正常值期间，嘱咐患者注意休息，不去公共场所，尽量减少亲友探望，以预防感染。

（4）贫血会使放疗的敏感性下降，另外血小板过低会引起出血，告诉贫血患者，要多卧床休息以减少氧耗，多吃赤豆、红枣等补血食品。对于血小板低下患者，要注意自身保护，避免受伤。

4. 放疗的口咽黏膜反应的护理

口咽黏膜反应多发生于鼻咽癌、口咽癌等头颈部肿瘤的放疗。口咽黏膜因放疗的进行可相继出现充血、水肿、斑点或片状白膜、溃疡、糜烂出血甚至伴有脓性分泌物等感染，患者主诉口咽部疼痛、进食困难、口干、味觉改变，其程度随剂量的增加而加重。口咽黏膜反应的护理中应注意以下几点。

（1）加强口腔清洁，即饭后用软毛牙刷、双氟牙膏刷牙，定期用口泰漱口液含漱，鼻咽癌患者坚持鼻咽冲洗。

（2）根据医嘱局部采用康复新液、锡类散、桂林西瓜霜、口腔溃疡合剂等，以保护口咽黏膜，消炎止痛，促进溃疡的愈合。

（3）吞咽疼痛明显者，可在进食前用3％利多卡因喷或含漱止痛。

（4）鼓励患者进高蛋白质、高热量、高维生素、易消化、易吞咽的半流质或流质饮食，选择富含B族维生素、维生素C、维生素E的新鲜水果和蔬菜，多饮水，少量多餐，细嚼慢咽。避免过硬、油炸、过热、过咸、酸、辣等粗糙刺激的食物，并必须禁烟忌酒。

（5）对口咽黏膜反应严重无法进食者，可静脉补充高营养液。

5. 放疗的食管黏膜反应的护理

放疗的食管黏膜反应多发生于肺癌、食管癌、甲状腺癌、下咽癌等胸部肿瘤的放疗。临床表现是吞咽困难、进食困难、胸骨后疼痛和烧灼感，其程度随剂量的增加而加重。除了给予口咽黏膜反应的一系列护理外，还需提醒患者每餐后饮少量温开水，进食后不能马上平卧。经常观察患者疼痛的性质，以及体温、脉搏、血压等变化，了解有无呛咳，以便及时发现食管穿孔，一旦出现食管穿孔，立即禁食、禁水、停止放疗，并补液支持治疗。

6. 放疗的脑部反应的护理

全脑放疗可引起或加重脑水肿，表现为恶心、呕吐、头痛及嗜睡等，放疗结束后可有记忆力减退的表现。护理应注意下列几点。

（1）观察颅内高压症状及其程度，并遵医嘱积极处理，保证甘露醇治疗的有效性（放疗结束30分钟内用药，用药时间小于30分钟）。

（2）头痛、恶心、呕吐严重时，要限制入水量，并抬高床头15°。

（3）脱发和头皮瘙痒是脑部放疗最常见的不良反应，放疗前需剃去全部头发。

（4）避免剧咳、便秘，并积极治疗。

（5）对于脑部放疗的患者，要做好安全、防跌倒的宣教及防护。

（6）鼓励患者多和家人交谈、下棋、看报、玩游戏、散步等，以促进脑功能的恢复。

7. 放疗的肺部反应的护理

肺、食管、纵隔以及乳腺等的肿瘤的放疗可引起放射性气管炎和放射性肺损伤，临床表现为低热、咳嗽、胸闷，严重的出现高热、胸痛、呼吸困难，肺部咳有干湿啰音。护理应注意下列几点。

（1）根据医嘱给予止咳或镇咳剂、雾化吸入、吸氧等处理。

（2）嘱咐患者多卧床休息，既要注意保暖又要保持空气流通。发热者给予发热患者的护理。

（3）严重者须停止放疗，并使用大剂量激素和抗生素。

8. 放疗的肝脏反应的护理

胰腺癌、肝癌、乳腺癌、肺癌、胃癌、肾癌等的放疗可发生肝脏损害，表现为恶心、肝区胀痛、肝大、非癌性腹腔积液、黄疸及肝功能障碍等。护理应注意下列几点。

（1）卧床休息，保持情绪平稳。

（2）鼓励患者少食多餐，多进食高蛋白质、高热量、高维生素、低脂肪及清淡食物；多吃富含维生素的蔬菜和水果；忌食生冷、有刺激性及油腻食物。对有腹腔积液患者应限制水的摄入量，给予低钠饮食。伴有肝硬化失代偿时，需给予优质蛋白质。

（3）当放疗开始不久，出现肝区胀痛及腹胀时，可给予20％甘露醇加地塞米松静脉滴注或解热镇痛等药物治疗。对于间隙性肝区疼痛的患者，应耐心询问患者疼痛的程度和持续时间。根据医嘱采用三阶梯止痛，并观察止痛效果及用药后的不良反应。

（4）放疗期间给予健脾理气中药，可减轻放射性肝损害。当患者出现非癌性腹腔积液、黄疸、肝进行性增大、碱性磷酸酶升高大于2倍，转氨酶比正常或治疗前水平至少升高5倍时，应立即停止放疗，并给予中西医保肝治疗。

9. 放疗的心血管系统反应的护理

乳腺癌、食管癌、肺癌等放疗可发生心脏损伤，最常见的为心包积液，急性期表现为发热、胸闷、心包摩擦音等；慢性期表现为缩窄性心包炎，如呼吸困难、干咳、颈静脉高压、肝大等。护理中应注意下列几点。

（1）观察病情变化，根据医嘱给予对症支持治疗，如皮质激素、心包穿刺等。

（2）卧床休息，保持安静，注意保暖，预防感冒。

（3）少量多餐，避免过饱。

（4）保持大便通畅，避免过度用力。

10. 放疗的消化系统反应的护理

胃、肠、肝肿瘤，以及腹腔淋巴瘤、精原细胞瘤、前列腺癌等的放疗会造成胃肠功能紊乱，肠黏膜水肿渗出，常表现为食欲缺乏、恶心呕吐、腹痛、腹胀、腹泻、里急后重、便血，严重者还会造成肠梗阻、肠穿孔或大出血。护理中应注意如下几点。

（1）根据医嘱予以对症支持治疗，如采用昂丹司琼、甲氧氯普胺等止吐；腹泻可口服复方地芬诺酯（复方苯乙哌啶）、盐酸洛哌丁胺等；反应严重者需停止放疗，给予对症支持治疗。

（2）进高蛋白质、高维生素、低脂肪、易消化的食物，避免刺激性食物，注意饮食卫生，腹胀腹泻者应进少渣、低纤维食物，避免糖、豆类等产气食物。

（3）每次放疗要保持与定位时一致的进食状态或膀胱充盈程度，以减轻放疗反应。

11. 放疗的泌尿系统反应的护理

盆腔、肾脏肿瘤的放疗，常出现尿频、尿急、尿痛、排尿困难、血尿等症状。护理中应注意如下几点。

（1）嘱咐患者平时多饮水，以利于减轻放疗反应。

（2）根据医嘱给予口服消炎利尿药，如反应严重则停止放疗，并补液支持治疗。

（3）放疗前适当饮水，使膀胱适当充盈，以利于放疗。

（三）放疗后护理

放疗的康复指导如下。

（1）均衡饮食，注重营养，如仍有相应的放疗反应，放疗结束后须继续遵循有关防治放射性反应的护理要求。

（2）放疗结束后仍保持放射野皮肤清洁、干燥，避免损害，不能用肥皂和沐浴露擦洗局部皮肤，可用温水轻轻沾洗。

（3）保持良好的生活习惯及作息规则，可适当活动，如散步、做家务等，以增强体质，但要注意活动的幅度。保持心情舒畅。

（4）注意预防各种感染，如牙龈牙髓炎、呼吸道感染、肠道感染等。

（5）加强有关的功能锻炼，如张口练习，患肢功能锻炼，肩关节活动等。

（6）介绍定期随访检查的重要性。

二、腔内后装治疗及护理

腔内后装治疗是近距离照射常用方法之一，通常作为外照射的补充。目前适用于宫颈癌、鼻咽癌、食管癌、支气管肺癌等肿瘤治疗。后装治疗室护士了解一些后装技术的配合及护理，为患者介绍治疗过程和注意事项，解除患者的思想顾虑及紧张情绪，使患者能积极配合后装治疗。

（一）鼻咽癌腔内后装治疗与护理

治疗前鼻腔喷2%利多卡因和麻黄素，起麻醉和局部血管收缩作用。施源器置放前，其头部要涂石蜡油，使鼻腔润滑，避免插入时黏膜受损出血。施源器置放后，用胶布牢牢固定在鼻翼部，让患者托住体外部分，以免分泌物浸湿胶布，或施源器因重力脱出。治疗结束后将施源器轻轻拔出，并嘱咐患者不能用力擤鼻涕，以免局部出血。

（二）食管癌腔内后装治疗与护理

治疗当日早晨禁食，治疗前先口服2%利多卡因5mL，分3次慢慢咽下。置放施源器时，嘱咐患者不断做吞咽动作，置放到位后，将食管施源器固定旋紧，并让患者衔住咬口器，以免施源器活动影响治疗准确性。置入施源器后，患者的分泌物增多，可用纸杯承接。治疗结束后嘱咐患者2小时后方可进食，当日以稀软食物为好。

（三）支气管肺癌腔内后装治疗与护理

治疗当日早晨禁食，插管前肌内注射苯巴比妥、阿托品，2%利多卡因喷雾口鼻部。协助医师在气管镜下插入消毒干净的施源器，然后将施源器的体外部分用胶布牢固定在鼻翼部。治疗前还需定位和治疗计划设计，嘱咐患者不要打喷嚏、咳嗽，以免施源器脱出。如有呼吸困难应予以吸氧。治疗结束后拔出施源器的动作轻快，以减轻拔管时的刺激。嘱咐患者1小时后方可进食。

（四）宫颈癌的腔内后装治疗与护理

宫颈癌的腔内后装治疗，一般用于宫颈癌术前、术后，以及宫颈癌外放射的补充，具体的护理措施如下。

（1）改变不良生活习惯，如熬夜、吸烟、酗酒等，坚持治疗后阴道冲洗，防止阴道粘连。

（2）若患者疼痛强烈，可遵医嘱使用镇痛药物或进行理疗、针灸等。

（3）身体情况允许时，应进行适当运动，帮助恢复机体功能。

（4）饮食清淡，并且应该选择易于消化、富含维生素C和胡萝卜素的食物。

（5）可以选择食用阿胶、红枣、猪蹄、猪尾、牛尾等营养食品，这些食品富含胶原蛋白，有利于骨髓造血细胞的生长。

（6）适量补充微量元素锌和硒，多食用大豆制品补充植物雌激素。

第五节　放射防护

人体受到放射线照射后会发生各种不良反应，因此必须防止非治疗性照射。对于长期接触放射线的放射工作者，防护目的在于将照射量减少到安全照射量之下。

一、安全照射量

安全照射量（最大允许照射量）是指不管哪种器官，无论照射多长时间，在人的一生中对人体健康不应引起任何损伤的照射量。职业性放疗人员的每年最大允许剂量和工作场所相邻及附近地区工作人员与居民的每年限制剂量，已在我国的放疗防护标准中作了详细规定。如：在职业性放疗人员的每年最大允许剂量中，全身、晶状体、红骨髓、性腺的受照剂量最大为5rem（1rem＝10mSv），其他器官为15rem。同样，在工作场所相邻及附近地区工作人员和居民的每年限制剂量中，全身、晶状体、红骨髓、性腺的最大剂量为0.5rem，其他器官为1.5rem。这些规定剂量都是最大值，一般不容许超过，尤其避免任何情况下对身体曝射（包括在容许剂量范围内）。

二、防护措施

（一）基础建筑的防护措施

（1）放射治疗机应尽可能远离非放射工作场所。

（2）治疗室和控制室一定要分开。

（3）治疗室面积不应小于$30m^2$。四壁应有足够厚度的屏蔽防护。

（4）治疗室的入口可采用迷路方式，以有效地降低控制室的辐射水平。门外设指示灯，并安装连锁装置，只有关门后才能照射。

（5）治疗室内必须有通风设备。可在顶棚或无射线辐射的高墙区开窗，每日换气3～4次。

（6）室内应有监视和对讲等设备，尽量减少工作人员的照射量。

（二）患者的防护措施

（1）电源、机头等设备要经常检查、维修，防止发生意外事故。

（2）照射部位和照射时间要准确无误，并保护好其他正常组织及器官。

（3）体内置放射源的患者，一定要卧床休息防止身体移动，以免放射性物质脱落或移位，影响患者的治疗效果和增加正常组织的损伤。在治疗期间禁止会客或探视。

（三）工作人员的防护措施

工作人员应自觉遵守防护规定，避免不必要的照射，防护的基本原则是缩短时间、增加距离和使用屏蔽。

（1）在护理带有放射源的患者时，护士要尽量减少接触时间，即做好护理计划，安排好每一步骤，短时间做完护理工作。

（2）距离对于射线的防护有极大作用，因此在给带有放射源的患者进行护理时，应尽可能保持一定的距离。

（3）防护屏蔽有一定防护作用，铅围裙只能在放射诊断时作用，但对高能量射线来说，其防护屏蔽作用较小。

（4）对被放射源污染的物品和器械、敷料以及排泄物、体液等，必须去除放射性污染后才可常规处理，处理时应戴双层手套。

（四）健全的管理制度

（1）准备参加放射工作的人员必须先进行体检，合适者才能参加。

（2）一年一次定期对放射工作人员进行体检，如特殊情况一次外照射超过年最大允许剂量当量者，应及时进行体检并做必要的处理，放射病的诊断须由专业机构进行。

（3）体检除一般性检查内容，应注重血常规、晶状体、皮肤、毛发、指甲、毛细血管等方面，并做肝、肾功能检查。

（4）建立放射工作人员档案，工作调动时带走。

第七章

静脉输液护理

第一节　护理评估和输液计划的制订

应根据病人输液的目的、药物性质、血管情况、皮肤情况等系列检查结果进行输液前评估，从而制订输液方案。

一、护理评估

1. 病史

静脉输液前应评估病人的病史，询问病人过去和现在的用药情况，包括诊断、病情、目前情况、危险因素、年龄、过敏史、输液史、药物治疗史、手术史、深静脉穿刺史等。

2. 临床评估

（1）生理评估　根据体格检查、身高、体重、水和电解质平衡、生长发育、营养状况、出入量、皮肤、外周血管及血压临床症状、主诉等资料进行评估。

（2）心理评估　根据病人的文化背景（对疾病和输液知识的了解程度）及焦虑、恐惧等心理状态进行评估。

（3）临床检验结果评估　根据出凝血指标、电解质、血清蛋白、肝肾功能、X线检查及其他的相关实验室指标等进行评估。

（4）输液治疗方案评估　根据病人的病情、年龄、皮肤情况、血管状况、心理准备，药物特性，用药方式，既往输液史，特殊药物的使用方法，治疗方案及疗程等进行评估。

（5）社会及经济状况评估　根据经济收入、工种、宗教信仰、生活习惯、文化水平、家庭情况等进行评估。

3. 静脉输液过程中的监测

静脉输液要求快捷、准确、安全、有效。因此，静脉输液过程中应做好各项指标的监测，主要包括：①精神状态，如烦躁、嗜睡、乏力等症状。②脱水征象，如口干、皮肤缺乏弹性、眼窝内陷等。③生命体征，如体温、血压、心率、呼吸等。④有创压力指标，如右心房压、肺动脉压、肺动脉楔压、每搏心输出量、心脏指数、中心静脉压等。⑤其他，如尿量、末梢循环、血及尿生化等，准确记录每小时出入量。

二、制订输液计划

根据医嘱开出的输液量、输液种类、输液方法、输液时间、输液顺序制订输液计划。护士在临床输液过程中，根据病人的病情、年龄、所用的药物等情况调节输液速度和输液顺序，并做好相应的观察记录，为医生制订输液方案提供依据，从而达到应有的输液治疗效果。

1. 输液量

输液量包括生理需要量、已丢失体液量（累积损失量）、继续丢失量（额外损失量）。

（1）生理需要量　人体正常代谢所需要的液体量。一般成年人需 2000～2500mL/d，儿童需 80～100mL/（kg·d）。一般可用 5%或 10%葡萄糖溶液、生理盐水、5%葡萄糖盐溶液等补充。

（2）已丢失体液量　从发病到就诊已经累积损失的体液量，纠正病人现存的脱水、缺盐、酸中毒等需要的水分和电解质含量，临床上根据病人的脱水程度来判断。

（3）继续丢失量　治疗过程中继续丢失的体液量，临床上应按实际丢失量来补充。

临床上要做到具体问题具体分析，根据实际情况补充上述液体量。明确输液目的，输液不足达不到治疗目的，输液过多会增加病人心脏的负担。一般来说，应该遵循"缺多少补多少""量出为入"的原则，这对有明显外源性丢失的病人尤为适用。

液体量补足的临床观察指标：病人精神好转；皮肤弹性恢复，血管充盈；舌面由干燥变成湿润；血压趋向正常，脉搏有力，呼吸均匀；尿量增加至正常范围。

2. 输液的顺序和原则

遵循先晶后胶、先盐后糖、定时定量、计划输液的输液原则。但是，随着病人的病理生理的演变和病情的不断变化，要具体问题具体分析，不能一成不变地使用这些原则。

（1）输液顺序

① 先晶后胶　无论治疗何种脱水，只要病人存在血容量不足，首先必须迅速恢复血容量，改善周围循环和肾功能；其次是纠正电解质及酸碱平衡。一般是先输入一定量的晶体液进行扩容，既可改善血液浓缩状态，又有利于微循环。常首选平衡盐液，然后输入适量胶体液（羟甲淀粉、成分血）等，以维持血浆的胶体渗透压，稳定血容量。对于大失血所致的低血容量休克，在抢救时尽早地补给胶体液，如成分血。护士应根据病情按医嘱输液。

② 先盐后糖　一般先输入无机盐溶液再输葡萄糖溶液，因为糖进入体内迅速被细胞利用，对维持体液渗透压意义不大。先输入盐类则有利于稳定细胞外液渗透压和恢复细胞外液容量。

（2）输液快慢的原则

① 补充已丢失体液量　包括抢救休克所用的液体量在内，在 6～8 小时内补完。休克病人，为迅速补充血容量，恢复有效循环，小儿开始按体重计算（30mL/kg），成年人可给 500～1000mL 的溶液，快速静滴，于 30～60 分钟内输完，如病情好转，继续输液以补足已丢失的体液量。这就是所谓的"先快后慢"的原则。为快速补充血容

量，临床上常采用加压输液法或同时开通多条静脉输液通路，但"先快"这一原则对心力衰竭、肺水肿，脑水肿病人不适用。

②生理需要量和继续丢失液体量　在补充完已丢失量之后的 16 小时内以一般速度补完。只需要补充生理需要液体的输液，或需要由静脉滴入某种药物的输液，可以用均匀的速度在 8～12 小时内输完。

（3）补钾四不宜原则

①补钾不宜过早，即临床上所说的"见尿补钾"。钾的主要排泄器官是肾，而且排泄特点是"入多多排，入少少排，不入也排"。在没有尿排出的情况下补钾，有导致高钾血症的危险，因此，无尿时一般不宜补钾。当病人补液后，有尿排出时，钾亦随之排出，此时如不注意补钾，可能会出现低钾血症。病人尿量每小时 20～40mL 才补钾，否则有高血钾及急性肾衰竭的危险。

②补钾液不宜过浓，即指浓度不超过 0.3%。这一浓度仅对一般缺钾而言，对严重缺钾者而言，在监测下钾盐的浓度可提高到 0.5%～1%，待病情稳定后再按 0.1%～0.3%浓度滴注。

③补钾量不宜过多，即指每日补钾量成年人一般不超过 6g；小儿不超过 0.2g/kg。

④补钾速度不宜过快，钾离子输入人体后，约需 15 小时才能与细胞内达到平衡。如补钾速度过快，可引起细胞外液钾浓度急剧升高，导致高血钾。所谓速度不宜过快，是指每小时滴注的氯化钾不超过 1g。但对周期性瘫痪和特发性低钾血症等严重缺钾的病人而言，钾的滴入速度达 2g/h，仍然是安全的。

第二节　静脉治疗和血管通路器材的合理选择

在临床输液护理中，尤其在输注过酸、过碱、渗透压过高、具发泡性等刺激性药物的过程中，容易因输液工具选择不当导致病人损伤，甚至可使肢体损伤致残，导致法律纠纷。另外，由于外周血管的损伤，使外周静脉穿刺困难，消耗临床护士大量的时间。因此，通过评估相关的因素，正确选择和使用血管通路器材，保证输液病人的安全，提高护士的工作效率，降低费用，提高病人的满意度，这些均为主动静脉治疗的理念。

一、被动静脉治疗与主动静脉治疗

1. 被动静脉治疗

被动静脉治疗就是传统的静脉治疗，是指护士只根据医生的医嘱为病人输液，不对相关的因素进行评估，开放血管通路通常从外周远端的静脉开始，使用的血管通路器材一般是头皮针。最终造成的结果是，病人的静脉经反复穿刺使用药物后，尤其是长期输注刺激性药物后，病人的外周静脉几乎完全被破坏，致使外周静脉穿刺输液变得非常困难甚至变得不可能，病人的给药被延误，治疗可能被中断，病人被迫使用中心静脉通路器材继续完成治疗，此时留置中心静脉通路器材会变得费时费力，甚至不能完成。

2. 主动静脉治疗

主动静脉治疗是指根据治疗的相关因素、可选择的血管通路器材、病人因素等，在病人入院或接诊后24～48小时内主动完成相应的护理评估，选择并留置合适的血管通路器材，并对病人进行教育和管理，使治疗不会因为血管通路问题而中断，达到一针完成整个治疗的目的。主动静脉治疗要求相关的医护人员要全面掌握静脉治疗器材、治疗药物及病人状况等信息，并通过评估、选择及使用合适的血管通路器材，对病人及器材实施全方位护理，动态监测通路器材使用效果等步骤完成。

二、血管通路器材的合理选择

由于血管通路器材的选择不当可造成病人损伤，且新的医疗事故分级标准（试行）规定：局部注射造成组织坏死，成年人大于体表面积2%，儿童大于体表面积5%，属四级医疗事故。因此，在病人体内留置一种可靠的静脉通路器材十分必要。有人提出"一针完成全部治疗"的理念，即病人从生病到疾病治疗结束，只需要穿刺一针即可完成全部治疗。这就要求医护人员能够正确选择和留置血管通路器材并对病人及器材进行良好的管理。可通过以下几方面更好地选择和留置血管通路器材。

1. 评估

对输液治疗的多种因素进行评估，包括血管通路器材方面因素、病人因素、治疗因素等。

（1）血管通路器材因素 对所有的血管通路器材全面了解，根据它们的特性进行选择。选择血管通路器材的标准包括：①满足所有治疗方案的需求；②满足所有通路的要求；③最小的侵入性治疗、最低的感染率、病人较好的舒适度；④保护外周静脉；⑤风险、利益的评估；⑥以满足治疗及输液的要求为基础，选择最小管径、最少管腔导管；⑦使用一些辅助工具和技术。

（2）治疗因素 不同的血管通路器材使用的时间不同，可根据治疗时间、所用药物的特性，综合考虑，选择不同的器材。

① 治疗时间 48～72小时选用套管针；3天至4周选用中线导管、中心静脉导管（CVC）、外周中心静脉导管（PICC）；4周至6个月选用PICC、隧道型CVC；超过6个月选用PICC、隧道型CVC、输液港等。

② 药物特性 包括药物的pH、药物的渗透压、药物对血管内膜的损伤性以及药

物一旦外漏对组织的损伤性。正常人血液的渗透压为 $280\sim295mOsm/L$。文献表明：静脉输注药液大于 $450mOsm/L$ 会引起中度静脉炎，大于 $600mOsm/L$ 则必定引起静脉炎；正常人血液的 pH 为 $7.35\sim7.45$，pH 低于 4.1 或高于 8 将严重破坏组织细胞，损伤静脉内膜，导致静脉炎或引起渗漏损伤。因此，pH 低于 5 或高于 9，渗透压高于 $500mOsm/L$，持续输注发泡性药物，建议使用 CVC 输注。因为中心静脉的血流量比外周静脉大，如上腔静脉的血流量是头静脉的 50 多倍，药物进入后迅速得到稀释，降低了药物的损伤作用。

（3）病人因素 病人评估十分重要，有些器材可能不适合某些特定病人。病人因素的评估包括以下几方面。

① 病史 如手术史、静脉穿刺史、过敏史（警惕病人对导管、透明敷贴、皮肤消毒液过敏）。

② 现病史 包括当前疾病的诊断、治疗方案、疗程等；通常需要中、长期治疗的疾病包括骨髓炎、肺炎、心内膜炎、Crohn 病、短肠综合征、艾滋病、恶性肿瘤、蜂窝织炎等；另外还要考虑一些特殊情况，如糖尿病、艾滋病、免疫力下降、化疗、白细胞数量下降增加感染风险的情况；血小板降低可使穿刺点出血较多且持久；水肿、肥胖、血管硬化可使穿刺困难、发生渗漏；持拐行走可压迫损伤 PICC；高凝血综合征、肿瘤病人可增加导管堵塞的可能。

③ 工作环境 如手臂要经常接触水的病人则不宜留置 PICC，可考虑置入输液港。

④ 经济状况。

⑤ 活动需要 如开摩托车的病人可因手臂震动使 PICC 脱出。

⑥ 维护便利性 维护不方便可使病人不对导管进行维护，导致导管感染、导管堵塞等并发症。

2. 留置静脉通道器材

专业的静脉输液人员可降低输液相关的并发症，提高工作效率，节省费用。留置和护理血管通路器材必须由经过专门培训考核且取得资格的人员进行。

3. 病人管理

由于对留置中心静脉通路器材病人的管理极其重要，医生、护士必须密切配合、互相支持，尤其是科室领导及医生对护士的支持，才能收到良好的效果。

（1）根据具体情况，确定病人是否可以携带血管通路器材回家等待接受下次静脉输液治疗，如病人的依从性、导管维护是否方便。

（2）为病人做好适当的使用和定期维护计划，发给病人导管维护手册，且要求病人每次维护均携带手册。

（3）静脉输液专职人员或输液小组人员要定期组织会议，学习新信息，分享成功的经验，吸取失败的教训，共同提高。

4. 行政管理

（1）每个医疗机构需根据权威的标准制定自己的流程、规范，建立培训、考核和资格认可制度，并使用一些核查表对过程进行监督，以保证标准和流程一致，保证输液护理的质量。

（2）使用病人满意度调查表、血管通道器材穿刺和使用记录单、并发症监测表等监测使用效果，发现问题应及时处理，从而减少不良事件的发生。

（3）上报制度。在器材的使用过程中，如果存在任何疑虑、产生任何问题，病人发生严重的伤害或死亡等，要按规定及时上报。

第三节　各种血管通路建立的操作流程及护理

输液部位从最初的皮下输液、周围静脉输液开始，到中心静脉导管（CVC，颈外静脉穿刺置管、颈内静脉穿刺置管、锁骨下静脉穿刺置管、股静脉穿刺置管）、外周中心静脉导管（PICC）、隧道式输液、输液港输液、骨髓腔输液等。静脉输液通路的选择，临床上根据病人的病情、年龄、皮肤情况、静脉状况，特殊药物的使用，药物特性，用药方式，既往输液史，静脉输液疗程等选择不同的血管通路。

一、头皮针静脉输液

头皮针通常用于单次输液、抽血管等。

1. 操作流程及要点说明

（1）核对医嘱、病人、药物　严格执行查对制度；有疑问应及时与医生沟通；对光检查药液有无浑浊、沉淀和絮状物。

（2）评估

① 病人年龄、病情、意识、用药史、过敏史、不良反应史等。

② 病人对输液的心理反应、合作程度。

③ 病人的外周血管及局部皮肤的状况。

④ 用药目的及药物性质。

注意事项：

① 病人尽量不选择下肢静脉穿刺输液，以防止下肢深静脉血栓的形成。

② 不合作者选择易固定的血管进行穿刺，并妥善固定。专人看护，适当约束。

③ 乳腺手术病人应避免在手术侧上肢进行静脉输液。

④ 使用化疗或刺激性药物的病人不能使用头皮针输液。

（3）告知　遵医行为的重要性，输液期间的注意事项；输注药物的作用，可能出现的药物不良反应及表现；嘱病人不要擅自调节输液速度。

（4）准备

① 操作者　洗手、戴口罩，做好职业防护，配好药物。

② 环境　符合无菌操作、职业防护要求。

③ 物品　注射器、消毒用物，按医嘱备药。

④ 病人　按需大小便，取舒适体位。

注意事项：

① 严格遵守无菌技术操作原则。

② 注意药物的配伍禁忌。

③ 配液过程中做好自我防护，化疗药物配置时戴双层手套、防护眼镜及围裙。

（5）实施

① 协助病人取舒适体位，选择静脉。

② 排尽空气。

③ 消毒穿刺部位皮肤后穿刺。

④ 穿刺成功后，妥善固定头皮针。

⑤ 根据病情、药物性质调节滴速。

⑥ 交代注意事项。

⑦ 输液卡上记录输液时间、输液速度以及操作者签名。

⑧ 整理床单位，用物分类处理。

⑨ 输液完毕拔针后按压穿刺部位片刻。

注意事项：

① 注意保护血管，遵循从远及近、由小到大、多部位轮流注射原则。

② 严防空气进入血管。

③ 准确调节输液速度、特殊药物使用输液泵设定速度。

④ 拔针后按压至无出血为止，凝血功能差者需延长按压时间。

⑤ 注射器、针头、输液管等直接放入锐器盒。

（6）观察与记录

① 观察穿刺部位、肢体、药物疗效及不良反应等。

② 若出现不良反应，暂停用药，通知医生处理，并做好记录。

注意事项：

① 定期巡视输液，应对有意识障碍、不合作、特殊用药者加强巡视。

② 及时处理输液故障及输液反应。

2. 头皮针静脉输液拔针法

静脉输液由于进针角度、皮肤脂肪厚度和护士个人操作习惯的不同，并非所有的穿刺在进入皮肤的同时进入血管，有的穿刺在进入皮肤后，在血管上方平行移动一段距离后再进入血管。这使得皮肤针眼和血管针眼往往不在同一位点，且有一定的距离，最长的距离为 2.5cm 左右。因此，静脉输液拔针后，要采取大面积按压法，防止穿刺局部出现淤血或淤斑。

三指按压法：拔针后迅速让患者对侧手的食指、中指、无名指并拢同时按压在穿刺处，即：中指按压在盖针眼的小纱布处，食指紧靠中指按压近心端，无名指则按压远心端，三手指同时用力平行加压。

3. 护理目标

遵医嘱准确为病人静脉输液，操作规范，确保病人安全并将不适感降低到最低限度。

二、浅静脉留置针置入术

留置针通常用于小于 1 周的输液治疗。

1. 操作流程及要点说明

（1）核对医嘱、病人　严格执行查对制度。

（2）评估

① 病人的病情、年龄、周围血管及皮肤情况。

② 病人对使用留置针的认识及合作程度。

③ 药物的性质及量等。

注意事项：

① 根据病人年龄、血管、用药选择留置针型号。

② 留置针型号的选择原则是选用最短、最小号并能满足输液要求的留置针。

（3）告知　留置针的作用、注意事项；保留的时间和必要的个人防护；可能发生的不良反应。

注意事项：

① 穿刺部位不能浸泡在水中，敷料松脱或潮湿及时通知护士更换。

② 留置针所在肢体不宜提重物及用力活动。

（4）准备

① 操作者　洗手、戴口罩、配好药物。

② 环境　符合无菌操作、职业防护要求。

③ 物品　静脉穿刺用物、留置针。

④ 病人　按需大小便，取舒适体位。

（5）实施

① 选择静脉，消毒皮肤，扎止血带。

② 将套管针与输液器连接并排气。

③ 呈 15°~30° 角刺入血管。

④ 送套管：见回血后，针芯退出 0.5cm，连针带管送入血管中。

⑤ 打开调节器，观察液体流速。

⑥ 撤出针芯，做好固定。

⑦ 在敷料上注明留置的日期、时间。

⑧ 输液完毕，用正确的方法冲、封管，关闭导管夹，妥善固定导管远部。

⑨ 按《医疗废物管理条例》处理用物。

注意事项：

① 皮肤消毒范围大于 8cm×8cm。

② 成年病人尽量避免选择下肢浅静脉留置导管。

③ 进针速度不能太快，确保套管进入血管内。

④ 定期更换留置针及固定敷料。

⑤ 封管液一般为 50～100U/mL 的肝素稀释液，每次为 2～5mL；有出血倾向者，用 0.9%氯化钠溶液，每次为 5～10mL。

⑥ 正压封管方法：边把针头往外退边推注液体，直至把针头拔出肝素帽。

（6）观察与记录

① 随时观察穿刺部位皮肤、血管情况。

② 导管回血是否明显，输液是否通畅。

③ 对异常情况做好护理记录。

注意事项：

① 穿刺局部出现红、肿、热、痛，应拔除留置针，并酌情处理。

② 导管堵塞时，应拔管。不得用注射器推注或挤捏输液器，以免将凝固的血栓推进血管内。

③ 留置针一般保留 3～5 天，最好小于 7 天。

2. 护理

护理目标：正确使用留置针建立静脉通道，减少病人反复穿刺的痛苦。

（1）严格执行无菌技术操作，防止感染。穿刺前要严格检查留置针的包装及有效期，破损或过期品禁用。选用有效的皮肤消毒液，穿刺局部消毒范围为大于 8cm×8cm，待皮肤消毒液干后穿刺，消毒及穿刺过程必须遵循无菌原则。

（2）及时更换敷料，保持穿刺部位清洁干燥。纱布敷料每天更换，透明敷料 2～3 天更换 1 次，敷料不黏或被污染随时更换。使用透明敷贴覆盖固定留置针，具有固定牢固、易于观察、防水透气的优点。

（3）固定牢固，防止管道扭曲、脱节及管针脱出。输液管道长短适宜，管道过长易引起扭曲，过短病人活动时易发生脱节及管针脱出。

（4）置管期间要经常观察穿刺部位的情况，注意有无渗血、渗液、肿胀及局部炎症等发生，发现问题应及时处理，以防并发症的发生。

（5）使用正确的冲、封管方法，保持管道通畅。

（6）加强病人宣传教育，做好解释工作。

（7）根据使用的药物及穿刺局部情况更换穿刺点。留置针一般保留 3～5 天，建议不超过 1 周。更换穿刺点时首选对侧手臂或不同静脉。

三、中心静脉置管术

中心静脉置管术是监测中心静脉压（CVP）及建立有效输液给药途径的方法，主要经颈内静脉和锁骨下静脉穿刺，将静脉导管置入腔静脉，适用于危重病人、大手术病人及静脉内营养、周围静脉穿刺困难、需要长期输液、使用血管刺激性药物的病人。中心静脉置管术是一种医疗行为。留置中心静脉导管（CVC）期间，应做好相关并发症的预防，尤其是导管相关性血流感染（CRBSI）的预防，若CVC无相关并发症发生，可一直使用。

1. 置管注意事项

（1）严格无菌操作，严防感染。选用合适的消毒液及足够的消毒范围，使用足够大的无菌屏障，如穿无菌手术衣、戴无菌无粉手套、大铺巾、外科洗手、在手术室或专用的置管室置管。

（2）熟练掌握各种进针穿刺技术，避免在同一部位反复多次穿刺，以免造成局部组织的创伤和血肿。

（3）对于低血容量的病人，有时穿透静脉也未抽到回血，这时可缓慢退针，并边退边回抽，往往在退针过程中可抽得回血。

（4）穿刺过程中，若需改变穿刺方向，必须将针尖退至皮下，以免增加血管的损伤。

（5）锁骨下静脉穿刺如操作不当，可发生气胸、血胸、气栓、血肿等并发症，故操作者应熟悉该静脉周围解剖关系。一般来说，右侧穿刺比左侧易成功。

（6）应选择合适的导管，导管材质不可太硬，插入深度以导管顶端插至上腔静脉与右心房交界处即可，不宜过深，以免发生大血管及心脏损伤。

（7）穿刺成功后应立即缓慢推注生理盐水，以免血液在导管内凝固，阻塞管腔。导管固定要牢固，以防脱出。

（8）冲洗干净导管内的血液，清洗穿刺局部的血迹。

2. 中心静脉置管后的护理

（1）生命体征观察　严密观察病人的体温、心率、血压等情况。

（2）局部伤口观察　密切观察穿刺局部有无血肿、红肿、疼痛、脓性分泌物等，注意检查固定导线的缝线是否松动、脱落。如发现固定导管的缝线松动，应及时拔除，并重新固定。如穿刺部位有炎症反应要及时处理，发生导管相关性全身感染时，要拔除导管。

（3）输液速度的观察　液体经CVC的重力滴速可达每分钟80滴以上，如果发现重力滴速很慢，应仔细检查导管固定是否恰当，有无打折或移动。如经导管不能顺利抽得回血，可能是导管自静脉内脱出，或发生导管堵塞，应及时处理。如应用输液泵输液，则每天至少1次将输液管道脱离输液泵，检查重力滴速是否正常，以便及时发现脱管或堵管。

（4）液体渗漏　当导管老化、折断或自静脉内脱出后，可造成液体自导管的破损处或穿刺部位渗漏。如发现上述情况，可进行原位换管。

（5）敷料及输液管的更换　穿刺部位的敷料应根据敷料性质更换，有污染或潮湿随时更换。更换敷料时要严格遵循无菌和标准预防的原则。操作手法应轻，切勿在去除旧敷料及胶布时将导管拔出。穿刺部位皮肤应常规消毒，必要时先用丙酮去除局部皮肤油脂及遗留在皮肤上的胶布印痕。

（6）更换输液管　输液管每24小时更换1次。

（7）有条件者应使用输液终端滤器　输液终端滤器可以阻止微生物的侵入，减少导管败血症的发生，延长导管留置时间。

（8）封管及冲管方法　为防止导管堵塞，输液完毕应进行脉冲式冲管并正压封管，每次输完黏性高的药液后用生理盐水脉冲式冲管。

四、脐静脉输液

脐静脉输液是指新生儿出生后，在其脐静脉建立一条静脉通路以进行静脉给药或输液的方法。脐静脉输液多用于早产儿。

早产儿，尤其是极低出生体重儿各个系统发育不成熟，容易产生各种并发症，常因病情危重需要随时保持静脉通道的通畅，且出生后需要较长时间的静脉营养支持，因此，开放静脉通道就成了一项极其重要的治疗措施。早产儿外周静脉非常表浅，血管壁薄，周围静脉留置针难以长期保留。PICC可解决这一问题，但刚出生的患儿往往会出现皮肤水肿及周围循环差，易引起PICC留置针失败。脐静脉置管技术中的静脉输液技术有很大的优势，其操作简单、不良反应小、可留置较长时间，避免了反复穿刺对患儿造成的疼痛刺激，保证了危重患儿的抢救，提高了早产儿的生存质量并改善了预后。

1. 脐静脉插管的适应证

（1）产房复苏或急症患儿，如周围静脉穿刺失败，可利用此途径给药和输液。

（2）休克需监测CVP者。

（3）交换输血。

2. 脐静脉输液的护理

（1）防止导管脱管　脐静脉插管者病情均较重，需要接受的护理操作多，在频繁的翻身按摩、吸痰等操作中，很容易将脐静脉导管牵拉脱出或使管道打折。因此，插管后用缝线扎脐带留尾线固定脐静脉导管，脐带切面荷包缝合系平，并用蝶形胶布固定，可将三通等连接接头用胶布粘在尿布上。护理操作过程中，认真细致、动作轻柔，每项操作后，认真检查脐静脉导管外露长度并标记，检查胶布有无松动脱出。

（2）预防感染 早产儿免疫功能低下，皮肤的屏障功能差，且脐静脉插管是侵入性操作，导管与外界相通，加之病情危重，对感染的抵抗力弱，容易引起败血症，导致脐静脉插管的继发感染，因此，须做好预防感染的措施。

① 各项操作严格遵循无菌原则，接触患儿前后均洗手，每天用安尔碘消毒脐部，更换敷料并观察脐部及周围组织有无渗血、渗液等感染迹象。

② 对脐静脉插管的患儿采用集尿袋留取尿液，以防尿液污染脐部。

③ 患儿采取擦浴的方式，不可盆浴，以免弄湿敷料。

④ 防止尿液及大便浸湿或污染敷料。

⑤ 脐静脉连接的输液管每 24 小时更换 1 次。

⑥ 脐静脉留置期间要严密观察脐周有无红肿、渗液、异味等现象，并观察患儿的反应、体温、血常规、C 反应蛋白等变化，一旦发现异常，及时拔管。拔管前常规做导管培养，如呈阳性，必须根据药敏结果选用敏感药物进行治疗。

（3）防止空气栓塞 严格遵守输液操作规程，接牢连接管，输液时要排净空气，三通管及头皮针管内不能留有空气，一旦出现空气栓塞，立即将患儿置左侧卧位，头低足高位，争取抢救的时机。

（4）防止静脉血栓形成 脐静脉插管时，会造成脐静脉血管内膜损伤，使血小板黏附，或因置管时间较长，患儿哭闹时腹压增高，造成血液反流至硅胶管内，血流缓慢，致静脉血栓形成，堵塞导管。因此，应提高脐静脉插管技术，避免反复穿刺；插管时动作要轻，每次输液前后和脐静脉抽血后均用肝素生理盐水封管。

（5）防止急性肺水肿 脐静脉输液经静脉导管入下腔静脉，静脉管腔大，且患儿体重低，血容量小，若短时间内输入大量液体，容易发生急性肺水肿。因此，应用微量输液泵控制输液速度，严格根据患儿的周龄、病情、药物性质调节滴速。

（6）防止导管堵塞 严密观察导管情况，若发现回血，及时给予 1U/mL 的肝素生理盐水冲管。每次输液完毕后应用 2mL 肝素生理盐水（1U/mL）正压封管，若为持续静脉输液者，每 12 小时冲管 1 次。

五、骨髓输液

骨髓输液又称骨内输液，是儿科应用急救药物的一种有效的静脉替代途径，主要用于儿童及新生儿的急救。托肯丁斯于 1941 年首次将骨髓输液用于新生儿的临床急救。20 世纪 80 年代以来，北美儿科复苏工作的报道使人们更加重视骨髓输液的应用。目前，骨髓输液已被列入美国心脏病学会生命支持和儿科生命支持的训练课程。

1. 骨髓输液的适应证

（1）循环不良状态，不能迅速建立血管通路。

（2）因缺血和缺氧，血管壁通透性增加，外周小静脉不能满足大量快速输液者。

（3）5 岁以下小儿，外周静脉穿刺失败 3 次或已反复操作 90 秒仍未成功者。

2. 骨髓输液的禁忌证

骨髓输液并无绝对的禁忌证，骨质疏松症及骨质硬化症一度成为骨髓输液的禁忌证，但现在并不认为二者是骨髓输液的绝对禁忌证。唯一禁止的是在有感染的部位进行骨针穿刺。

3. 骨髓输液机制

骨髓输液的机制与骨组织的发生和解剖有关。儿童骨内均有 1～2 条较大的静脉窦，可接受横向分布静脉管道的血液，这些血液来自骨髓的毛细血管床（即血管窦）。横向静脉管道可将血液引流入中央静脉窦，中央静脉窦进入骨干营养孔，作为营养静脉将静脉血引流出骨，汇入全身静脉回流系统。另外，骨内血窦具有较大的通透性，骨内静脉通道在外周静脉塌陷时依然保持一定程度的开放，这为骨髓输液和给药提供了解剖基础。

4. 骨髓输液的操作方法

（1）准备用物　包括皮肤消毒用物、骨髓穿刺针、10mL 注射器 2 个（1 个装生理盐水，1 个抽骨髓）、无菌方纱、胶布。

（2）体　位　仰卧，两腿稍分开，一腿呈屈曲状。

（3）操作步骤

①常规消毒皮肤，戴无菌手套，铺无菌巾，取 2％利多卡因局部麻醉。

②穿刺前先调节针外的活栓，然后旋紧，使之固定于适当的长度。

③选择合适的部位，取胫骨粗隆内侧下方 1～2cm 的平坦处为穿刺点。

④术者左手固定穿刺部位，右手持骨穿针与骨干呈 60°～90°角刺向外下方，获突破感或抽出骨髓液确认骨穿针已进入骨髓腔，或连接上输液器后，液体输入通畅，穿刺部位无发硬、肿胀，也可确定在骨髓腔内。局部无菌包扎固定。

5. 护理

（1）穿刺前护理

① 正确判断建立骨髓腔输液通道的时机，连续 3 次静脉穿刺不成功或 90s 内不能建立静脉通路，即推荐使用骨髓输液。

② 严格掌握骨髓腔穿刺的适应证，对穿刺部位感染及骨折侧肢体病人禁用。

③ 穿刺前应向患儿及其家属讲解穿刺方法、目的及注意事项，以消除紧张情绪，积极配合治疗。

（2）穿刺时护理

① 穿刺时严格无菌操作是避免局部感染的关键。

② 操作准确迅速，用力适宜，避免气体进入，穿刺针达骨髓腔固定后方可接输液器，回抽未见骨髓液时，可用注射器注入生理盐水 5～10mL，如通畅无阻，局部无肿胀，亦可确定在骨髓腔内。

③ 穿刺成功后，穿刺针周围用无菌纱布包扎，并由专人协助固定，以防穿刺针污染及脱落。

（3）穿刺后护理

① 合理掌握输液速度，保持管道通畅。输液不畅时可用含有肝素的氯化钠注射液冲洗，以防管腔堵塞。

② 严密观察病情变化，注意生命体征的改变，做好基础护理。

③ 输液时间 1 次不得大于 24 小时。如必须持续使用时，应另行穿刺，以保安全。一个骨髓可重复使用，但最好每次相隔 1 天为宜。

④ 拔针后护理：待病情好转，浅表静脉穿刺成功，输液通道建立后，应拔除骨穿针。拔针时应缓慢剥除敷料，拔针后局部加压 3～5 分钟以预防出血，消毒后用无菌纱布予以包扎，24 小时后去除敷料并观察局部有无出血、肿胀、感染征象及下肢活动情况等。

六、输液港

（一）概念

完全植入式静脉输液港又称完全植入式中央静脉导管系统或全埋藏式药物输注装置，简称静脉输液港或输液港。其主要由供穿刺的注射座和静脉导管系统组成，是一种经锁骨下静脉穿刺置管后把导管送入上腔静脉中下段，导管的另一端和无损伤针穿刺输液港注射座相连，埋在胸壁皮下组织并缝合固定，可以完全植入皮下并可长期留置在体内的静脉输液装置。输液港为需要长期静脉治疗的患者建立了一条长期、可靠、安全的静脉通路。

（二）适用范围

输液港主要适用于输注各种药物、高渗性液体以及用于补液、长期胃肠外营养、静脉支持治疗的患者，还可用于各种血制品的输入及血样的采集等，特别适合需要长期反复多疗程细胞毒药物或者静脉内靶向输注药物的静脉化疗和高龄患者。目前输液港最常用于肿瘤化疗患者，如血液恶性肿瘤、乳腺癌、淋巴瘤等患者。

（三）置入方式和置入部位

输液港可切开置入或经皮穿刺置入，根据治疗方式可分为大静脉置入、大动脉置入、腹腔内置入。置入的部位要综合比较机械性并发症（如血胸、气胸）和 CRBSI 的可能性。输液港常用的置入部位有颈内静脉、锁骨下静脉，成年病人首选锁骨下静脉。导管尖端须在右心房与上腔静脉交界处，并经 X 线检查确认。因为无论何种导管，只要导管尖端的位置不正确，都会增加并发症。

（四）使用和维护操作步骤

1. 评估

（1）在使用输液港前首先要获得医嘱，并双人核对。

（2）操作前做好解释，获得病人的配合。

（3）评估病人，详细检查输液港周围皮肤有无压痛、肿胀、血肿、感染、浆液脓肿等，同时了解输液港置入侧的肢体活动情况，嘱病人排尿、排便。

（4）护士按照七步洗手法洗手。

2. 物品准备

准备换药包一个，内含孔巾 1 块、弯盘 2 个、小药杯 2 个、中纺纱 1 块、镊子 1 把、棉球 6 个。

另外，根据治疗需要准备头皮针、20mL 注射器、无损伤针、肝素帽、透明敷料、生理盐水 100mL、无菌手套、胶布、75%乙醇、1%碘附、无菌剪刀、采血管等。

3. 消毒

（1）携用物至床旁，暴露输液港穿刺部位，检查穿刺部位，确认注射座的位置。

（2）免洗消毒液洗手，打开换药包，将注射器、无损伤针等物品放入无菌区。

（3）取消毒液。

（4）右手戴无菌手套，持无菌 20mL 注射器，左手戴无菌手套，持生理盐水袋，抽吸 20mL 生理盐水。

（5）连接无损伤针，排气，夹闭延长管。

（6）皮肤消毒，先用 75%乙醇棉球以输液港注射座为中心，由内向外，顺时针、逆时针交替螺旋状消毒 3 遍，消毒直径为 10～12cm。

（7）用碘附棉球重复以上步骤。

（8）等待完全干燥。

4. 穿刺

（1）更换无菌手套，铺孔巾。

（2）用非主力手的拇指、食指和中指固定注射座，将输液港拱起，主力手持无损伤针，自三指中心垂直刺入，穿过隔膜，直达储液槽底部，遇阻力不可强行进针，以免针尖与底部硬碰形成倒钩。

（3）穿刺后抽回血，确认针头是否在输液港内及导管是否通畅，用 20mL 生理盐水以脉冲方式冲管。

（4）连接肝素帽。

（5）注意：①若抽不到回血，可先注入 5mL 生理盐水后再回抽，使导管在血管中漂浮起来，防止三向瓣膜贴于血管壁。②必须使用无损伤针穿刺输液港，否则容易损伤注射座隔膜，导致漏液。无损伤针每 7 天更换一个。③冲洗导管、静脉注射给药时必须使用 10mL 以上的注射器，防止小注射器的压强过大，损伤导管、瓣膜或导管与注射座连接处。

5. 固定

在无损伤针下方垫适宜厚度的纱布，撤孔巾，然后覆盖透明敷料，固定好无损伤针，最后用胶布固定延长管，注明时间。

6. 连续输液及静脉注射

连续输液：①用药前双人核对医嘱及药物。②用抽吸好 10mL 生理盐水的注射器接头皮针，排气。③常规消毒肝素帽后，无损伤蝶翼针刺入肝素帽。④抽取回抽，见回血，确认位置后，以脉冲方式注入 10mL 生理盐水，从而冲洗干净导管中的血迹。⑤连接输液系统，打开输液夹，开始输液。⑥输液完毕，常规脉冲冲管、正压封管。

静脉注射：①抽取回抽，见回血，确认位置后，以脉冲方式注入 10mL 生理盐水，冲洗干净导管中的血迹。②更换抽好药液的注射器，缓慢推注药物，完成静脉注射；推注化疗药物时，须边推注药物边检查回血，以防药物渗出血管外损伤邻近组织。③注射完成，常规脉冲冲管，正压封管。

7. 输液港冲管和封管

冲管时机：①每次使用输液港后。②抽血或输注高黏滞性液体（输血、成分血、TPN、白蛋白、脂肪乳）后，应立即冲干净导管再接其他输液。③两种有配伍禁忌的液体之间。④治疗间歇期每 4 周冲管 1 次。

8. 使用输液港采血操作步骤

操作步骤：①准备好相关物品。②消毒肝素帽后，用 10mL 注射器抽出 3～5mL 血液丢弃。③接空的 20mL 注射器，抽取适量血标本，分别注入试管，以便送检。④用 20mL 生理盐水以脉冲方式冲管并正压封管。

9. 更换敷料

（1）准备用物：换药包 1 个（弯盘 2 个、小药杯 2 个、中纺纱 1 块、镊子 1 把、棉球 8 个）、透明敷料贴、胶布、清洁手套 1 副、无菌手套 1 副、75％乙醇、1％碘附。

（2）免洗消毒液洗手，打开换药包。

（3）戴清洁手套，揭除敷贴，观察局部皮肤。

（4）脱手套，再次用免洗消毒液洗手后戴无菌手套。

（5）用 75％乙醇棉球以输液港注射座为中心，由内向外，顺时针、逆时针交替螺旋状消毒 3 遍，消毒直径为 10～12cm，然后消毒无损伤针翼及延长管，再用碘附棉球重复以上步骤。

（6）在无损伤针下方垫适宜厚度的纱布后覆盖透明敷料，固定好无损伤针，最后用胶布固定延长管。

（7）注明换药时间。

10. 拔针

当无损伤针已使用 7 天或疗程结束后，应拔除无损伤针。

（1）准备用物：清洁手套、输液贴一块或止血贴、1％碘附、棉签。

（2）免洗消毒液洗手、戴清洁手套。

（3）撕除敷贴、检查局部皮肤。先用 20mL 葡萄糖溶液冲管，再用肝素盐水 3～

5mL 正压封管，肝素盐水为 100U/mL 肝素。

（4）左手两指固定好输液港注射座，右手拔出针头，用方纱压迫止血 5 分钟。检查拔出的针头是否完整。

（5）用碘附棉签消毒拔针部位。

（6）贴输液贴（或止血贴）覆盖穿刺点。

11. 健康教育

（1）保持局部皮肤清洁干燥，观察输液港周围皮肤有无发红、肿胀、灼热感、疼痛等炎性反应。如有异常应及时联络医生或护士。

（2）置入静脉输液港的病人不影响从事一般性日常工作、家务劳动、轻松运动。但需避免使用同侧手臂提过重的物品、过度活动等。不用这一侧手臂作引体向上、托举哑铃、打球、游泳等活动度较大的体育锻炼。避免重力撞击、敲打、挤压或用力推拉输液港部位。

（3）治疗间歇期每 4 周对静脉输液港进行冲管、封管等维护 1 次，建议回医院维护。

（4）做 CT、MRI、造影检查时，严禁使用此静脉输液港进行高压注射造影剂，防止导管破裂。

（5）如肩部、颈部出现疼痛及同侧上肢水肿或疼痛等症状，应及时回医院检查。

（6）如出院不能回院维护治疗时，务必在当地找正规医院指定专业人员维持治疗。不详之处请护士与医院联系。

12. 护理要点

（1）操作过程严格无菌操作。

（2）观察置入部位皮肤有无红、肿、热、痛等局部感染症状，有无皮肤坏死、表面溃疡等异常现象发生，并观察有无药液外渗、全身感染、导管堵塞、导管移位（如颈静脉异位在输刺激性药物时可出现头痛、偏头贴肩液体不滴、冲管听到水流声）等表现。

（3）输注过程观察针头是否固定良好，有无漏液。

（4）做好病人健康宣教。输注过程指导病人适当活动，保持输注针头固定，避免药物外漏。

（5）做好护理文件记录，包括置入港的资料、置入日期时间、X 线导管尖端位置、穿刺部位情况、并发症及处理措施、导管维护情况、执行者签名等。

（五）护理

1. 输液港植入术前的护理

患者在接受此项技术时，都会有恐惧心理，害怕操作带来的疼痛，担心植入失败。护士在操作前协助医生做好解释工作，并让患者家属签署特殊操作同意书。植入式静脉输液港是近年来临床静脉输液系统的最新技术，由于要将机械装置植入体内，这就要求患者掌握相关的护理知识。在植入前，应耐心向患者及其家属解释植入式静脉输液港的目的、优点和意义，使用过程中可能出现的反应及预防措施，帮助患者掌握输液港的自我护理技巧，在征得同意后让已接受过此项技术的患者现场展示，解除患者的顾虑。

2. 输液港植入过程中的护理

在植入过程中，护士应指导患者进行穿刺时的配合。避免说话、咳嗽、上肢活动，以免影响穿刺位置的确定。同时注意观察患者呼吸情况，询问患者的感觉，了解有无胸闷、疼痛等不适。操作完毕，仔细检查穿刺部位有无肿胀、渗血等情况，输液港植入后即行放射检查确认导管位置，了解导管位置及器材有无扭转或损耗。

3. 输液港植入后的使用和护理

（1）植入部位的观察和护理　植入后三天内应密切观察植入部位有无肿胀、血肿、感染、浆液囊肿，以及器材有无扭转或损耗，切口按照标准程序进行消毒和包盖。

（2）穿刺方法　穿刺时遵循无菌技术操作常规，使用无损伤针（一种与静脉输液港配套的专用注射针，其针尖为特殊设计的斜面，不易损伤输液港的硅胶穿刺膜，使注射座的穿刺次数达2000～3000次），普通的皮下注射针可能导致穿刺膜损伤。根据注射座储液槽的深度、皮下组织的厚度选择穿刺针的长度（现临床有5种不同长度、2种不同直径的无损伤针供选择使用），穿刺针太短会致皮肤组织压伤或针尖脱出储液槽，太长将固定不稳；根据所需输液速度选择穿刺针的直径。

穿刺时先消毒注射部位，以注射座为圆心，向外用螺旋方式擦拭，半径为10～12cm；然后戴上无菌手套进行穿刺点定位，用非优势手的拇指、食指和中指将注射座拱起，此3指的中心即为穿刺点；再用无损伤针垂直从中心处插入穿刺隔，直达储液槽底部。动作应轻柔，以稍感阻力即止；最后回抽血液以确认针头位于输液港储液槽内。如果怀疑穿刺针头不到位或脱出应行造影检查以确定针尖的位置。

静脉输液港若植入时间较长，可能出现抽回血困难，原因可能为静脉导管头端开口处贴近血管壁或三向瓣膜处形成纤维蛋白沉积物产生活瓣效应。若穿刺部位、深度正确但回抽无血时，无条件行造影检查者可经穿刺针缓慢输入生理盐水约50mL，若穿刺部位无疼痛肿胀则可进行其他药物治疗。

（3）输液港的应用　输液港主要用于输注各种药物、补液、输血和血样采集。输液时压力不高于25Pa，因为过高压力会损伤导管的三向瓣膜结构。治疗时使用不小于10mL的注射器，每组液体间都要用生理盐水脉冲方式冲洗输液港。血样采集时先用10mL注射器抽5mL无菌生理盐水冲管，并抽出至少5mL血液弃置。血样采集完成后，立即用20mL无菌生理盐水冲管。

（4）输液港的维护　为防止血块形成和导管堵塞，每次使用后均用2mL的125U/mL肝素生理盐水正压封管。如果输液港在一段较长时间不使用时，则至少每4

周先用 5mL 生理盐水冲管；常规输液给药后先用 10mL 生理盐水冲管；抽血或输注完全胃肠外营养等高黏滞性药物后则先用 20mL 生理盐水冲管，再进行封管。

出院前，评估患者护理常识的掌握情况，并告知在植入部位出现疼痛肿胀时应马上请教医护人员进行处理。每例患者随身携带一张卡片，记录植入时间、位置、医生姓名和联系电话及使用注意事项，方便患者在外院就诊时请有经验的医护人员使用。患者植入静脉输液港后，使用均正常的情况下，最长可留置 9 个月。

4. 预防并发症的护理

（1）穿刺点感染　穿刺点感染是使用输液港输液的患者常见的并发症之一。在为患者植入输液港后，需严密观察其穿刺点的情况，并每隔 2 天更换一次敷料，保持其穿刺点及周围皮肤的清洁、干燥。若患者发生穿刺点感染，需暂停使用输液港，待其感染症状消失后再使用输液港为其输液。

（2）血液回抽障碍、管腔堵塞　患者在使用输液港输液时发生血液回抽障碍、管腔堵塞的原因主要是导管的头端出现纤维蛋白鞘、血凝块或药物沉积。若患者发生血液回抽障碍或管腔堵塞，可使用 20mL 浓度为 500U/mL 的尿激酶溶液对导管进行冲管。若冲管后输液仍不畅通，可反复使用 20mL 的生理盐水对导管进行正压脉冲式冲管。

（3）血栓　若患者穿刺侧的肩颈部、胸部、手臂出现肿胀、疼痛等症状，需警惕其穿刺侧的上肢发生血栓。若其穿刺侧的上肢发生血栓，需遵医嘱向其穿刺侧上肢的静脉内滴注尿激酶，为其皮下注射低分子肝素，让其口服阿司匹林，并定期检查其凝血功能。

（4）Pinch-off 综合征　Pinch-off 综合征（导管夹闭综合征）是指在为患者植入输液港时，当导管经其第一肋骨和锁骨间的间隙进入锁骨下静脉时，因受到挤压而发生狭窄或夹闭，导致输液困难，使患者出现锁骨下部不适、局部肿胀等症状，严重时还可导致导管发生损伤或断裂。若患者出现 Pinch-off 综合征，需对其进行胸部 X 线检查，若发现导管断裂，需立即将其拔出。若患者的 Pinch-off 综合征较为轻微，可继续采用输液港为其输液，但在输液时应尽量让其取仰卧位。

5. 心理护理

消除患者对植入式静脉输液港的焦虑和不安心理，使其积极配合。由于静脉输液港是一种新型的输液装置且尚未在国内普及使用，患者对这方面的信息来源较少。针对这些特点，向患者及家属解释置管目的是减少反复静脉穿刺的痛苦和难度，提高患者的生存质量。其优点是可永久留置在体内，将各种药物直接输送到中心静脉；且该材料体积小，与组织相容性好，对机体不会造成不良影响。同时为预防患者植入后产生主观感觉异常，在患者与家属达成共识后，让已接受此项技术的患者进行现场展示，使患者和家属对静脉输液港有了基本的了解和认识，从生理、心理上接受静脉输液港。植入后主动关心患者，鼓励其说出担心和疑问，耐心解答，告诉患者医护人员会经常观察。

（六）意义

植入式静脉输液港的临床使用，既攻克了普通深静脉管无法长期留置的难题，又较好地解决了传统的外周静脉输液对患者日常生活影响较大、活动时易造成渗漏的困难，减轻了患者的痛苦，减少了护士的工作量。在管理中，加强健康教育，做好静脉输液港的管理和维护，及时观察和处理并发症是保证静脉输液港长期使用的关键。

七、经外周静脉置入中心静脉导管

（一）PICC 概述

经外周静脉置入中心静脉导管（PICC）是指由外周静脉（贵要静脉、肘正中静脉、头静脉、肱静脉等）置管，使导管尖端位于上腔静脉中下段的方法。PICC 于 20 世纪 90 年代被引入我国，因具有留置时间长（留置时间可达 1 年），插管操作并发症少，不会发生血气胸等严重并发症，与其他血管通路器材相比感染的发生率较低（接近 0）等优点，已在国内外临床中得以广泛应用。

1. PICC 的种类

（1）按材质分为聚脲胺脂、硅胶。

（2）按腔道分为单腔、双腔、多腔。

（3）按末端类型分为末端开口及三向瓣膜式。

（4）按修剪方式分为置管前修剪、置管后修剪。

（5）按置管末端位置判断分为 X 线、心电图。

（6）按压力耐受分为耐高压及普通导管。

2. PICC 使用的适应证

PICC 主要用于化疗、刺激性药物的输注及 TPN 的输注（早产儿），耐高压的单腔、双腔或三腔导管还可用于监测 CVP、高压注射等。缺乏血管通道倾向的病人如长期输液的老年病人建议使用 PICC。

3. 禁忌证

（1）绝对禁忌证　上腔静脉压迫综合征（导致静脉管腔完全压迫者）。

（2）相对禁忌证　上腔静脉压迫综合征（静脉管腔部分压迫者）；有血栓病史；出凝血时间过长者；乳腺癌术后患侧（特别是有水肿史者）；置管部位拟行放疗；置管侧锁骨下静脉有穿刺史、置入心脏起搏器；置管侧肢体（导管路径）手术史；确诊或疑似导管相关性感染、菌血症、败血症；确诊或疑似对器材的材质过敏者。

穿刺肢体经常接触水的病人如渔民、游泳运动员，不宜置 PICC，可使用输液港；

置管后导管维护不便者要慎重置管。

4. 使用 PICC 的优点

优点主要有：①实现"一针完成静脉治疗"。②与其他中心静脉、输液港相比更安全，无威胁病人生命的并发症。③导管的留置时间可达 1 年，满足病人长期输液的需要。④对穿刺困难的病人可大幅度减少护士每天的工作量。

5. PICC 置管血管的选择

选择柔软、粗直、有弹性、充盈、无或少静脉瓣、穿刺局部皮肤完整、非关节部位及容易固定的静脉；首选右侧贵要静脉，次选正中静脉、头静脉，B 超导引下可选择肱静脉。早产儿上肢静脉缺乏者可选择头皮静脉、颈内静脉、颈外静脉、股静脉、腋静脉、耳后静脉等。

（1）贵要静脉的特点　上臂最粗最直的静脉；上臂与身体成 90°角时，更容易穿刺；静脉瓣少；在肌肉下穿行，置管后导管不会受肌肉收缩影响。但位置在身体内侧，且只有很短的一段血管能够触摸到；经过腋窝容易造成输液不畅，受使用拐杖的影响。

（2）正中静脉特点　肘窝部最粗、最突出的静脉，易于穿刺和护理；但不同人之间解剖差异较大，可汇入头静脉或贵要静脉；由于静脉瓣较多，放置导管有一定难度。

（3）头静脉特点　血管先粗后细且扭曲；汇入腋静脉时呈一定的角度，可导致导管推进困难，且导管易反折异位进入腋静脉或颈静脉。

6. 导管尖端的位置

（1）经上腔静脉途径置管　导管尖端位于上腔静脉和右心房汇合处上方 2cm（胸片显示 $T_5 \sim T_7$ 间）；经下腔静脉途径：导管尖端置于下腔静脉和横膈水平的较高位置或高于横膈水平，且要经 X 线照片证实。

（2）PICC 置管操作要点　为了保证 PICC 置管的质量，操作者要注意以下问题：最大无菌屏障及无菌技术的落实；选择合适的穿刺部位；导管置入适当的深度（$T_5 \sim T_7$ 间）；使用超声导引的置管技术；在满足治疗的前提下，尽量使用管径细、管腔少的导管，选择合适的导管等。

（二）PICC 置管后护理

PICC 能否安全、长期使用，关键在于置管后的日常维护护理。在 PICC 置管后的日常维护护理中要注意以下问题：局部皮肤清洁、消毒彻底，做好皮肤保护并及时处理皮肤问题；做好预防导管相关感染的工作，尽量减少导管接头的操作（输液器连续输液可 96 小时更换，不超过 1 周），严格消毒，保护接头，使用特殊敷料如银离子敷料、CHG 敷料以预防局部感染；使用合适的敷料及导管固定装置保证良好的导管固定，避免导管的移动、脱出及进入。根据风险利益评估选择使用接头，导管拔除后局部封闭 24 小时，并让病人参与 CVC 维护护理的全过程。

1. 心理护理

做好心理护理并向病人说明注意事项。

2. 观察

（1）PICC 穿刺点的观察　至少每天观察有无红、肿、热、痛、液体渗出或硬结等症状。

（2）输液过程观察　注意输液时是否出现局部疼痛、渗漏、输液速度减慢、输液停顿或其他不适。

（3）上臂围的观察　出现局部不适时测量。

（4）全身情况观察　如是否有冲管、输液后寒战、发热等与导管相关感染的症状，警惕导管相关感染的发生。

3. 更换敷料

敷料有透明敷料及纱布，导管置入后第一个 24 小时要更换敷料，纱布敷料至少每48 小时更换，透明敷料每周常规更换 1～2 次，敷料被污染、变潮湿、脱落随时更换。为保证穿刺部位皮肤清洁干燥、节省时间和便于观察，PICC 一般使用无菌透明敷料固定，更换敷料时严格无菌操作并注意不要损伤导管。撕敷贴时应顺着导管的方向水平往上撕脱或水平拉伸撕脱，以免带出导管及损伤敷料粘贴的表皮。置管后立即化疗的病人，建议第一次更换敷料时局部使用吸收性明胶海绵等止血材料，避免因病人凝血机制问题局部出血导致反复更换敷料。

4. 肝素帽更换

一般情况下肝素帽需要每周更换 1 次；肝素帽损伤、12 号针头穿刺后、有血迹、被污染、抽血后或任何情况取下肝素帽需更换；输血、输注 TPN 每 24 小时更换 1 次。

5. 输液管道更换

可根据医院条例有所不同，一般 24 小时更换 1 次。

6. 静脉推药

静脉推药时，普通 PICC（不耐高压注射）不能使用小于 10mL 的注射器或高压注射泵推注，且速度不能过快。

7. 正压脉冲冲管和正压封管

为保证管道通畅，需进行正压脉冲冲管和正压封管。药物间有配伍禁忌、输注黏稠药液中和（或）后要进行脉冲冲管；输液停止或导管维护时要进行脉冲冲管和正压封管。

8. PICC 的冲封管溶液及用量

成年人或不限制水盐的病人用 15～20mL 生理盐水正压脉冲冲管，儿童病人或限水盐病人可用 2 倍管腔加辅助延长管容量的生理盐水正压脉冲冲管；必要时（末端开口 PICC 或易回血的病人）成年病人无水盐限制者，用 15～20mL 生理盐水正压脉冲冲管后，用稀释的肝素液（肝素 10～50U/mL 生理盐水），每次 2～5mL，正压封管。封管时，手臂放直、放平；封管的速度应稍慢。

（1）正确的冲管与封管技术能保证导管通畅和导管的完整性。

（2）小于 5mL 的注射器可产生较大的压力，如遇导管阻塞可致导管破裂，在测定导管压力前，严禁使用小规格注射器推注药物或冲封管。

（3）封管液浓度可据医院的规定有所不同，一般每毫升生理盐水中含肝素 10～50U。

（4）冲封管方式：SASH。生理盐水（S）、药物（A）、生理盐水（S）、肝素溶液（H）。

SASH 就是在给予肝素，不相容药物/液体前后，均使用生理盐水冲洗，以避免药物配伍禁忌产生不良反应或发生药物沉淀，最后用肝素溶液封管。最好的冲管方式是螺旋式冲管及正压脉冲式冲管方式（冲—停—冲—停且压力持续）。

（5）封管方法：正压封管。在封管时必须使用正压封管技术，以防止血液回流入导管尖端，导致导管阻塞。当注射器内还有最后 0.5mL 封管液时，以边推注药液边退针的方法拔出针头。在封管后夹闭长管系统以保证管内压力。

9. 导管的拔除

导管的留置时间应根据生产厂商的建议，在没有出现并发症征兆且在有效使用时间范围内。穿刺局部消毒，戴无菌手套，从穿刺点缓慢拔出导管后，用无菌小纱布立即按压局部并用透明敷料封闭局部 24 小时（按压局部 10 分钟止血）。测量导管长度，观察导管是否有缺损、损伤或断裂。

（三）PICC 置管病人的健康教育

由于 PICC 留置时间一般较长，病人方面对导管的安全使用非常重要，因此，要对病人进行相关的反复的健康教育，并为病人提供教育相关的文字资料或相关网页，直到病人完全掌握。健康教育要达到以下目标：导管留置期间不脱出、不潮湿，按时到具备相应技术条件的医疗机构进行维护护理，出现相关并发症能及时到医疗机构进行处理。

1. 关于洗澡

PICC 置管后可以洗澡，但须在敷料上先裹上小毛巾，再用保鲜膜包裹，水不能直接冲淋穿刺局部，若敷料潮湿应及时到医院更换。

2. 避免导管外滑和受伤

（1）为了避免导管外滑，敷料固定一定要牢靠。当敷料松动、脱落时要及时更换，同时避免外力牵拉管道，穿衣时先穿穿刺侧手臂，脱衣时相反，平时可用弹力网套保护。儿童病人要教育其不要玩弄或牵拉导管。

（2）为了避免管道损伤，要特别注意线头的切割，告知病人护士在更换敷料的时候会把管道全部包裹在敷料中。

3. 病人活动知识的介绍

（1）肘上置管后 24 小时内减少穿刺侧手臂的屈肘活动，避免穿刺侧手臂用力过度，可握拳（每天至少 3 次，每次 100 次）和进行日常生活活动，以促进穿刺侧上肢血液循环。有出血倾向的病人，伤口停止出血前应减少活动，以后正常活动。应保持肢体的正常活动，如不动反而会增加静脉炎的发生率。睡眠时避免压迫穿刺肢体，可用软枕垫高。

（2）避免提重、举高、用力甩膀等活动，避免游泳、泡澡。

（3）日常生活、工作不受影响。

4. 出现以下情况须立即告知护士

（1）置管后 24 小时内，为了减少伤口的出血，局部加压包扎，出现伤口出血较多，手臂手指发胀、麻木，皮肤颜色发紫、苍白等异常情况。

（2）伤口、手臂：红、肿、热、痛、活动障碍。

（3）敷料污染、潮湿、松动、脱落。

（4）导管漏水、脱出、折断等。

5. 及时就诊

如有任何不适及时到医院处理；在医疗机构进行导管维护。

6. 减少伤口感染

保持穿刺局部清洁干燥，按要求定时维护导管，一般每周 1～2 次。当出汗多、穿刺局部发红时要增加换药次数，敷料松动脱落时要及时更换。

7. 避免导管堵塞

按要求定时维护导管，避免增加胸膜腔内压的活动，如提较重的物体；起床或上厕所时，要注意使输液抬高，如发现有回血或输液减慢，及时通知护士处理；输注完黏稠的物质如营养液、蛋白、血制品后，如输液速度减慢，及时通知护士处理。

（四）PICC 使用的注意事项

1. 护理重点

（1）使用前先注入 10mL 生理盐水确认导管通畅，如无特殊需要，可不抽回血，以免发生导管堵塞。

（2）每次输液后用 20mL 生理盐水以脉冲方式冲洗导管，并正压封管。

（3）输血、抽血、输注脂肪乳等高黏滞性的药物后立即用 20mL 生理盐水以脉冲方式冲洗导管后再接其他输液。

（4）冲管必须用脉冲方式，并做正压封管，不应用静脉点滴或普通推注方式。

（5）禁止使用小于 10mL 的注射器冲管、给药，不可用暴力冲管，以免造成导管的损坏。

（6）可以使用此导管进行常规的加压输液或输液泵给药，但不应用于高压注射泵推注造影剂。

（7）换药过程严格无菌操作，将透明敷料贴到连接器翼形部分的一半处固定导管，使导管体外部分完全包于贴膜的无菌的保护下，禁止将胶布直接贴于导管体上。

（8）换药时应严格观察并记录导管刻度，自下而上小心拆除原有贴膜，避免牵动导管，严禁将导管体外部分移入体内。

（9）应经常观察输液速度，如发现流速减慢应及时查明原因并妥善处理。

（10）PICC 为一次性医疗产品，严禁重复使用。

2. 携带 PICC 注意事项

（1）保持局部清洁干燥，不要擅自撕下贴膜。贴膜有卷曲、松动或贴膜下有汗液时，应及时请护士遵照标准程序更换。

（2）携带 PICC 病人可以从事一般性日常工作、家务劳动、体育锻炼，但须避免使用这一侧手臂提过重的物体，不用这一侧手臂做引体向上、托举哑铃等持重锻炼，同时避免游泳等会浸泡到无菌区的活动。

（3）携带此导管的病人可以淋浴，但应避免盆浴、泡浴。淋浴前，应用塑料保鲜膜在肘弯处缠绕 2~3 圈，上下边缘用胶布贴紧；淋浴后检查贴膜下有无进水，如有进水，应请护士按操作规程更换贴膜。

（4）携带三向瓣膜式的 PICC 病人在治疗间歇期内应每 7 天对 PICC 进行冲管、换贴膜、换肝素帽等维护。携带末端开口式的 PICC 病人须每 3 天冲管，注意不要遗忘。

（5）注意观察针眼周围有无发红、疼痛、肿胀，有无渗出，如有异常应及时联络医生或护士。

（6）如因为对透明敷料过敏等原因而必须使用纱布敷料时，应每 48 小时更换。

（7）家长应嘱咐儿童病人不要玩弄导管的体外部分，以免损伤导管或把导管拉出体外。

（8）出院后若不能回置管医院进行维护、治疗时，须到当地的正规医院，由指定的专业护士维护、治疗。

（五）新生儿 PICC 置管操作及护理

1. 血管的评估及选择

根据新生儿的血管特点及可穿刺血管情况，对新生儿的血管进行评估及选择，首选贵要静脉，次选肘正中脉、头静脉、手背静脉、大隐静脉、足背静脉。

2. 操作前准备

（1）患儿评估。体重 1.5kg 以下、住院 2 周以上、生命体征稳定、血管条件适合

（可视）、局部皮肤无感染和损伤患儿有一定耐受程度等。

（2）实验室检查无凝血常规异常。

（3）家属已签署手术同意书。

3. 器械与物品准备

（1）1.9Fr 规格的 PICC 包 1 套、肝素帽 1 个、辅助包、透明敷贴 1 块、生理盐水（肝素盐水：10U/mL）、手套、无菌持物钳等。

（2）抢救车、吸氧设施。

（3）带心电、呼吸、经皮测血氧饱和度监护功能的监护仪器。

（4）消毒用品（0.5％碘附、75％乙醇）。

（5）灭菌换药包（棉球、止血钳、弯盘）或专用置管包。

4. 患儿准备

置患儿于已预热的远红外线抢救台上；连接血氧饱和度监护仪器；做好吸氧准备；备好抢救用物。

5. 操作步骤

（1）开辅助包取量尺测置管长度，患儿舒适平卧，手臂外展 90°，稍抬平患儿胸廓，从穿刺点起，沿血管走向达右胸锁关节下折 0.5～1cm。

（2）测双侧臂围，患儿肘部横纹肌上 3cm，绕上臂 1 周。

（3）操作者应洗手、戴手套、穿手术衣，在助手辅助下取出导管、穿刺针、治疗碗、敷料、肝素帽，吸取生理盐水 20mL，裁剪孔巾和小纱块。

（4）连接上肝素帽。

（5）按测量结果裁剪导管并排气（预冲导管）。建议：视患儿血管情况决定裁剪时机，避免更换穿刺部位导致导管长度不合适。

（6）由助手打开换药包，先用 75％乙醇棉球清洁皮肤 3 次，再用 0.5％碘附棉球消毒皮肤 3 次。

（7）消毒范围：以穿刺点为中心上至肩胛腋窝，下至手掌指缝、指尖。

（8）消毒时操作者戴无菌手套固定病人肘部位置。消毒完毕，无菌方法铺无菌巾在患儿手臂下，并铺上孔巾。

（9）扎止血带，明确血管位置。

（10）穿刺者持穿刺针进针，穿刺点置低于心脏水平线（帮助血管充盈），在肘窝下 1～2 横指处进针，穿刺针与皮肤成 20°夹角，在血管上方进针（避免直刺血管），有血液自穿刺针尾端流出时，穿刺针进针角度改为 15°角送针。

（11）固定针芯，送外套管拔出针芯。注意穿刺针避免移位，见回血后松开止血带，导管自导引套管末端缓慢送入静脉。注意体位摆放，送管至肩部时使病人头部转向插管侧、下颌紧贴胸壁，用镊子每次以 0.3～0.6cm 的速度将导管送进至预定长度。

（12）穿刺者左手食指按压导管穿刺口上方，右手退出导引套管至皮肤外。

（13）助手退出导引套管至患儿皮肤外并劈开取走，用生理盐水正压匀速冲管，并以脉冲方式封管。

（14）助手协助清洁血迹。

（15）穿刺口以小纱块适当压迫止血。

（16）用无菌胶带固定圆盘，外露部分导管呈 S 形摆放，用透明敷贴覆盖。用一条胶带横向固定圆盘，使导管连接肝素帽部分固定良好。

（17）置管术后拍 X 线确定 PICC 尖端位置，理想位置为 $T_3 \sim T_5$ 间。

（18）记录患儿置管时间、置管肢体、穿刺血管名称、置管长度、置管时的情况、患儿臂围、PICC 名称。

（19）填写各种相关表格。

6. 新生儿置管常见问题及处理

（1）穿刺困难

原因一：患儿低体温或穿刺侧肢体消毒后温度下降。

处理方法：加强保暖，等待患儿复温且血管充盈后再行穿刺。

原因二：患儿早期水肿。

处理方法：建议缓后等待穿刺时机。

原因三：患儿血管细小或血管受到破坏。

处理方法：患儿出生后早期首先留置脐静脉导管，保护外周血管。

（2）送管困难

原因：血管选择不当、血管细小或血管痉挛。

处理方法：

① 首选右贵要静脉，少选头静脉，提高置管成功率。

② 送管过程中适当改变患儿手臂的角度（功能位）。

③ 边推注生理盐水边送管。

④ 遇到血管痉挛患儿暂停送管，按摩患儿穿刺侧肢体血管。

⑤ 重新选择其他血管。

（3）导管移位

多见于导管移位至患儿对侧锁骨下静脉、颈外静脉、腋静脉等。

处理方法：

① 操作过程中怀疑移位，当立即外拔导管重新送入。

② 不要撤离无菌区，用无菌巾保护无菌区域，立即拍 X 线定位，若发现导管移位，立即调整位置。

③ 延后证实导管移位处理：上肢静脉置管者外撤至锁骨下静脉，颈浅静脉置管者外撤至静脉，只当外周静脉使用，控制渗透压及药物性质，注意观察周围皮肤渗漏情况，必要时随时拔管。

（4）穿刺部位难以止血

原因：患儿血小板异常、出凝血时间异常。

处理方法：

① 按医嘱使用止血药、血制品等。

② 使用吸收性明胶海绵压迫穿刺口止血。

（5）罕见的心律失常

原因：送管时导管进入心脏。

处理方法：将导管拔出少许，使其终端不在心脏内，严密观察心率。

第八章

护理管理

第一节　护理管理概述

护理管理学是管理科学在护理专业中的具体应用，是一门系统而完整的管理分支学科。它结合护理工作的特点，研究护理的规律性，在实现护理学科目标中提供一种重要手段及根本保证。在大量的护理实践中，护理人员要运用科学管理方法，组织执行护理职责，完成护理任务，因此，它也是护理中基本的重要的工作内容。

一、护理管理的概念

世界卫生组织（WHO）护理专家委员会认为：护理管理是发挥护士的潜在能力和有关人员及辅助人员的作用，或者运用设备和环境、社会活动等，在提高人类健康中有系统地发挥这些作用的过程。《护理行政管理学》提出：护理管理是促使护理人员提供良好护理质量之工作"过程"。美国护理专家吉利斯认为：护理管理过程应包括资料收集、规划、组织、人事管理、领导与控制的功能。他认为卓越的护理管理者若能具备规划、组织、领导、控制的能力，对人力、财力、物力、时间能做最经济有效地运用，必能达到最高效率与收到最大效果。

护理管理是以提高护理质量和工作效率为主要目的的活动过程。管理中要对护理工作的诸多输入要素，进行科学的计划、组织、领导、控制、协调，以便使护理系统达到最优运转，放大系统的效能，为服务对象提供最优的护理服务输出，并同时得到工作人员的提升发展和一定的研究成果。

二、护理管理的任务

护理管理是应用现代管理理论，紧密结合我国卫生改革的实际和护理学科的发展，研究护理工作的特点，找出其规律性，对护理工作中的人员、技术、设备及信息等进行科学的管理，以提高护理工作的效率和效果，提高护理质量。所以，护理管理的任务是：①向人们提供良好的护理；②应用科学化的管理过程。

中国的护理管理学经过了前20多年的建立和发展阶段，已经有所成就，但与国际先进管理理论和在实践中的应用仍有很大差距。目前，我国护理管理面临的任务仍很艰巨。今后应进一步加快步伐，加强科学研究，并将研究成果推广、应用到卫生改革和医院改革的实践中。主要研究方向可考虑：①我国卫生改革的发展形势和护理管理的环境特点；②我国护理管理实践中的成功经验和存在问题；③研究、学习现代护理管理的理论、经验和技能并加以运用；④结合我国实际，考虑护理管理发展战略和策略；⑤发展、完善具有中国特色的护理管理学科。

三、护理管理的研究范围

根据管理学的研究内容和特点，凡护理学研究的领域或护理活动所涉及的范围都是护理管理学的研究范围。

美国护理专家 Barbara J Stevens 博士提出了一个护理管理模型（图8-1）。该模型表示护理管理作为一个过程所涉及的范围。护理实践、护理教育、护理科研、护理理论都是护理管理应研究的内容。人、物、空间、信息是护理管理的要素，属于主要的资源。人力资源包括工作人员的数量、智力和类型；物质资源包括仪器、设备、物资和工程应用技术；空间资源包括建筑设计布局和规模；信息资源将提供社会和环境对护理服务的影响及反映等。

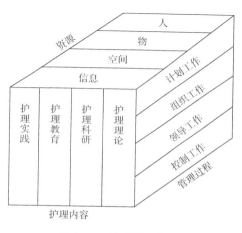

图 8-1　护理管理模型

四、护理管理的特征

现代护理学已经发展为一门独立学科，护理服务的模式也发生了很大变化。护理服务面对的是人的健康和生命，它不同于工业、农业、商业等其他专业，有自己的学科特点。护理管理需要结合护理工作的实际特点和适应其规律性，因此要研究护理学科的特点，注意在实践中与之相适应。护理管理除具有一般管理学的特点外，还有以下特征。

（一）护理管理要适应护理作为独立性学科的要求

现代护理学综合应用了自然科学、社会科学、行为科学方面的知识，帮助、指导、照顾人们保持或重新获得体内外环境的相对平衡，以达到身心健康、精力充沛。虽然护理工作有与医师协作进行诊断、治疗的任务，但主要还是要独立地进行护理诊断和治疗人们现存的和潜在的健康问题，区别于医疗实践，工作有相对独立性。由于医学模式的转变，促使护理工作发展得更具有独立性、规律性，这就要求在管理中应加以适应。例如，对患者的分类与护理、工作人员的分工与培养教育以及质量管理，都应适应整体护理模式的需要与采取护理程序的方法，管理体制和管理方法均需要适应独立性的要求。

（二）护理管理要适应护理与多专业集体协作的协同性要求

医院是多种专科技术人员和医护、医技分工协作的单位。护理工作需要与各级医师协作对患者进行诊断、治疗，同时与手术、理疗、药房、放射、其他各种功能检查等医技科室及后勤服务部门工作有密切的联系。护理质量与各方协同操作、协调服务密切相关，因此需要与各方面加强协同管理，以便更好地发挥整体协调与合作功能。

（三）护理管理要适应专业对护士素质修养的伦理性要求

由于护理职业主要工作对象是患者，面对的是人的健康与生命，是服务性很强的工作，因此对护士素质修养提出了特殊的要求：①安心本职，有良好的医学道德，树立革命的人道主义精神；②要有高度的责任感和认真细致的工作作风；③业务技术要精益求精，严格操作规程和保持严谨的科学态度；④仪表整洁、举止大方，使患者感到亲切、信赖、安全并能充分合作。培养和保持护士的良好伦理道德和素质修养是护理管理建设的重要内容之一。

（四）护理管理要适应护理工作的科学性和技术性的要求

现代护理理论和实践的不断发展以及新技术、新知识的引入，加强了护理的科学性、技术性。由于护理是为人类健康服务的工作，尤其是临床护理是以患者为中心，具有较强的科学性、技术性和脑力劳动特征，要求护理管理中重视护理业务技术管理；加强专业化、信息化建设；通过继续教育和建立学习型组织，提高人员业务水平和终身学习的自觉性与能力；并培养一批专业带头人才；还要注意培养护理人员工作的责任心、主动性及创造精神。

（五）护理管理要适应护理人员人际沟通广泛性的要求

护理工作在医院内需要与各方协作，因此，与各部门广泛交往，与医师、后勤人员、患者及家属和社区人员的人际关系及沟通技巧甚为重要。培养护理人员良好的人际沟通技巧、准确表达能力与符合专业要求的礼仪也是护理管理建设的重要内容。

（六）护理管理要适应护理工作的连续性、时间性和性别特点的要求

护理工作连续性强，夜班多，操作技术多，接触患者密切，精神紧张，工作劳累，生活很不规律。

时间性对护理工作也非常重要。患者较多时要分清轻重缓急，治疗时要分清药物

的时间性，所有治疗、护理必须按时间进行。没有时间概念也就没有护理质量。

护理人员中女性又占绝大多数，身心均有特殊性，且一般在家庭中负担较重。

护理管理者实施管理措施时，一方面必须十分重视保证临床工作的连续性、时间性，重视护理效果和质量；另一方面也要重视适当解决护理人员各种困难，保证其愉快、安心工作。

（七）护理管理要适应护理工作的安全性的要求

患者到医院首先需要在安全的基础上进行诊疗，保证护理安全性是护理管理的重要特点。护理工作中危险因素很多，经常会遇到一些突发或危机事件，造成大量患者同时就诊或住院，需要紧急抢救及护理。护理操作多和工作环节多，也容易发生护理差错和事故，或出现医疗护理纠纷等。这些都需要管理中加强控制，时时处处把关，保证患者的治疗正确、及时、彻底、安全、有效。遇到危机情况，则需加强危机管理。

（八）护理管理综合性和实践性的特点

管理本身即有综合性和实践性，需综合利用有关的知识和理论。护理管理又是以管理学作为基础，在实践中还具有护理学科多种影响因素。例如基层护理管理者决策时，需综合考虑各方面影响因素：①医院内外环境因素，包括政策、法律、风俗习惯、地理位置、建筑条件、设备设施等；②组织机构因素，包括现行体制要求、自己的权限、成员编制数量及选择补充渠道、薪资和培训等管理措施、信息系统等；③组织目标宗旨，包括质量要求、工作效率、社会效益等；④人员状况，包括护理人员学历、经历、价值观、内聚力、工作动机及积极性等素质；⑤任务技术因素，包括医院任务的种类、计划、医疗护理技术水平、工作程序、要求的身体条件等。可见，实践中要综合考虑多方面因素，运用多方面业务知识。

护理管理的实践性，即需要理论联系我国目前护理实践，积累自己的管理经验，增加对实际情况的切身体验，不断提高工作艺术性。

（九）护理管理广泛性的特点

护理管理涉及的范围广泛，包括行政管理、业务管理、教学管理、科研管理、信息管理等多方面的内容。因此要求管理人员应具有相关的管理理论和较广泛的知识。

在医院内，几个层次护理管理人员各有自己的管理职责。护理副院长、护理部正副主任的职责主要是建立全院性的护理工作目标、任务和有关标准，组织和指导全院性护理工作，控制护理质量等；科护士长主要职责是组织贯彻执行上层管理部门提出的决策、任务，指导和管理本部门护理管理人员及所管辖的护理工作；基层护士长主要职责是管理和指导护士及患者工作；护士作为管理者有参与管理患者、管理病房、管理物品等职责，进而进行一定的管理活动。所以，护理中参加管理的人员较广泛。由于以上特点，要求护理管理知识的普及性及广泛性。

五、护理管理的重要性

（一）科学管理的重要性

随着社会发展和生产社会化程度的提高，人们越来越深刻认识到管理的重要性，因此对管理的要求越来越高。我国的现代化建设和改革、开放的实践给管理提出了很多新课题。

科学技术固然能决定社会生产力水平，但如果没有相应的管理科学的发展，则会限制科学技术成果作用的发挥。人们已经认识到：管理学是促进社会和经济发展的一门重要学科。在社会生产中，管理的实质将起放大和增效作用，而放大的倍率主要取决于管理功能的发挥。

实践证明，若管理有方、管理有效，可以使一个组织有崇高的目标、很强的凝聚力；人们可以在重大决策时坦诚讨论，充分发表意见；成员同舟共济，共同为集体成效负责；人们会坚持高标准，勇于承担责任，全力以赴为实现组织目标而奋斗；人人都会关心集体，对发生的问题主动予以解决，相互信任，坚持质量第一；成员间亲密无间，互相关心、互相帮助，不断进步，在实现组织目标、个人目标和社会责任等方面也会取得令人满意的成绩。若管理不力，组织则缺乏一个人们愿意为之努力奋斗的目标；不能鼓励人们同舟共济，有技术的人也不会充分发挥自己的聪明才智而努力工作，缺乏追求卓越的精神；管理者与员工互不信任，人际关系紧张，甚至相互拆台；人员缺乏培训且素质差、业务水平低；不重视产品质量或服务质量低劣等。总之，管理在组织发挥社会功能、提高系统的社会效益和经济效益中起着非常重要的作用。

（二）科学管理在护理中的重要作用

在现代医学中，护理学作为一门独立的应用学科，是不可缺少的重要组成部分。卫生工作要完成为人民健康服务的任务，提高工作效率和质量，离不开加强护理管理；护理学本身要想获得飞跃发展，也离不开科学管理。近代护理学创始人南丁格尔在克里米亚战争中将伤病员死亡率从 50% 降到 2.2%，就是综合运用护理技术和护理管理的结果。

在医院内，护理人员占卫生技术人员的 50%，工作岗位涉及医院 3/4 的科室、部门，工作职责和任务关系到医疗、教学、科研、预防保健、经济效益、医院管理等很多重要方面。护理管理科学有效，通过护理人员辛勤工作，可以为医务人员和患者提供一个良好的工作、诊疗和修养环境；准备足够、合格的医疗物资、仪器设备、药品、被服等；可以使医疗、护理、医技、后勤人员之间的关系，以及医院工作人员与患者和亲属之间的关系协调，减少冲突；可以为完成治愈疾病、恢复健康的医疗任务提供保证，并使医护工作提高效率和质量；可以加强预防、保健工作，控制或减少医院感染的发生；可以为医学教学、科研的开展创造良好的条件；还通过护士参与记账和核算等经济工作，有利于医院经济效益等等。在推进护理专业本身的建设和发展中，护理管理的重要作用也是十分明显的。我国护理学的建设任务也十分艰巨。例如，扩展护理工作领域，发挥护理独特优势，进一步加强社区护理、老年护理等任务就很急迫，深化专科护理业务建设的趋势也要求加强护理管理。护理管理水平还间接反映医院管理水平，因此，护理管理的科学化也有利于医院建设和推动医学科学的发展。

第二节　护理管理的形成与发展

护理管理作为专业领域的管理，是随着护理学科的发展而形成和发展的。护理事业的发展与护理管理的发展互相影响、互为因果。

一、护理学的发展

对于护理的定义，自古至今尚无完全统一的说法。但护理包括的含义，随着时代的发展不断演进。

（一）古代护理

护理（nursing）的意义包括抚育、扶助、保护、照顾患者、残疾及幼小者等。由于自有人类就有生、老、病、死，也就有抚育、扶助、保护、照顾等需求，所以护理活动的历史与人类的历史一样久远。

早期的医疗护理技术比较简单，医、药、护也不加以区分，医院也很少。人们患了病，主要求助于宗教和亲属照料。家庭中母亲或妇女担当护士的角色，是母爱型的家族式护理。在宗教和慈善机构中，未经过专业训练的修女承担了护理工作，她们出于基督教的传统观念，用慈善、爱心和为上帝服务的宗教意识对患者提供一些生活上的照顾和精神安慰。

以后受宗教和战争的影响，护理在一般医疗机构和教会式医疗机构两种医疗环境中发展。由于战争中伤病员大量增加，开始有男性从事护理，并且注意改善医疗环境、加强护理技术训练和对患者的关怀。

大约公元1400年开始，西方兴起文艺复兴，医药科学随之迅猛发展，疾病治疗有了新的依据，进而使得宗教性、民俗性及军队性的护理团体高度社会化、组织化。文艺复兴后发生的宗教改革，使许多基督教团体独立，原修道院医护功能遭到破坏，妇女地位也有新的变化。这一时期的护理人员缺乏技能训练、缺乏宗教热情和崇高理想等，护理事业曾进入长达200年的"黑暗时期"。

公元1576年，慈善姐妹会的成立，曾使护理事业重新燃起一线希望。此时慈善事业的发展，也使护理逐渐脱离教会控制，成为一种独立的事业。

（二）近代护理

在 19 世纪以前，世界各国均没有科学的护理专业。由于医学的进步、社会对护理的殷切需求以及妇女的解放，护理业务逐渐进步。19 世纪中叶，英国的佛罗伦斯·南丁格尔开始创建近代护理。南丁格尔以满腔热忱和献身、奋斗的精神投入了护理事业：她创办了世界第一所正规护校，系统化地训练护士；在看护所重整护理业务，注意对质量的要求；在克里米亚战争中致力改革，将伤病员死亡率从 50％降到 2.2％；完善了以促进舒适与健康为基础的护理理念；撰写了不少关于护理教育、军队卫生保健、医院建筑和护理管理方面的专著等。南丁格尔的护理工作受到广泛敬重，护理人员与护理职业地位也大大提高。

1860 年，南丁格尔提出："护理的独特功能是在协助患者置身自然而良好的情况下，恢复身心健康。"1885 年她又提出："护理的主要功能是在维持人们良好状态的基础上，协助他们免于疾病，达到他们最高的健康水平，"使护理的范围由提供病患基本需要服务拓展至预防疾病与促进健康。

南丁格尔不愧为世人所敬仰的"护理鼻祖"，她的一生对于护理业务、护理教育、护理管理的贡献是巨大的，"南丁格尔制护理"在爱尔兰、新西兰、非洲、加拿大、日本、美国等地乃至全世界得以普及。

我国近代护理是在鸦片战争前后，随着西医的传入而开始的。1888 年，我国第一所护士学校在福州成立，以后各地护校才逐渐趋于正规。到 1949 年，我国已有包括一所高等护士教育在内的护校 180 余所，有护士 3 万余人。

（三）现代护理

南丁格尔时代以后，世界各国为适应社会进步和医学科学发展的要求，遵循南丁格尔精神，将护理发展为一门综合自然科学、社会科学、行为科学知识，为人类（不仅是为患者）健康服务的应用型独立学科，进入了现代护理阶段。

20 世纪 40 年代，"系统论""人的基本需要层次论""人和环境的相互关系学说"等理论的建立；1948 年 WHO 提出的"健康不仅仅是没有身体上的疾病和缺陷，还包括完整的心理和社会适应状态"的健康观念，为护理学的发展提供了广阔领域。这些学说以及精神病学、社会学的发展，为人们提供了一个重新认识人类健康与心理、社会、环境之间关系的基础。护理工作重点开始从疾病护理转向以患者为中心的护理。护理人员所提供的不仅有对患者的生活照顾、治疗疾病所需操作性技术，还有按照护理程序对服务对象进行全面评估，确定护理诊断，提出和执行护理措施，并对执行效果进行评价等，开展整体护理，全面照顾患者的生理、心理、社会方面的需要。

由于社会、经济和科学技术以及医学科学的发展；人类疾病谱和死亡原因顺位发生的变化，即从以微生物引起的疾病或传染病为主发展到以与心理、行为、环境相关的疾病为主，例如肿瘤、心脑血管疾病、糖尿病等大量增加；以及人们健康概念的改变对卫生保健需求增加等原因，1978年，WHO提出"2000年人人享有卫生保健"的战略目标；提出"健康是从家庭、学校、工厂开始的"新的保健思想和目标，促使不少国家逐渐开展了"医院-社区-家庭"一条龙的医疗、保健、预防服务。这对护理专业从以患者为中心的模式发展到以人的健康为中心的模式起到了极其重要的促进作用。现代护理的建立，使得护理不再是一项附属于医疗的技术性职业，而是一项和医师共同为人类健康服务的工作。护理的概念已从"疾病护理，生活照顾"发展为"保障人类健康"。护理工作模式也从生物医学模式转变为生物-心理-社会医学模式。护理的内涵在不断深化，工作内容与范围不断延伸、扩大，护理技术与方法不断增多。现在护士不仅面对医院内患者进行工作，而且拓展到家庭、社区，服务对象还包括健康的个体和群体等。

1973年，国际护士会（ICN）为护理制订的职能是：促进健康、预防疾病、恢复健康、减轻痛苦。护理专家韩德生认为："护理的独特功能是帮助健康的人或患病的人保持或恢复健康（或平静地死去）。"1980年美国护士会提出："护理学是诊断和处理人类对存在的或潜在的健康问题所产生反应的科学。"从概念的发展变化，可以看出护理工作内容、对象、方法、场所的演进趋势。护士要做的是帮助患者尽快地获得独立的活动能力；帮助执行医疗方案，与医疗组成员合作，共同设计和执行全部医疗安排，使健康的人保持健康，使患者恢复健康，给垂死者减轻痛苦。

现代护理学已经成为专业，护士成为专门的职业者。不仅护理实践有很大发展，而且护理发展为高等教育化，从原来的业务机构（医院）办护校进行职业教育，发展为专门的教育机构和大学学院进行专业教育，教育层次发展为中专、大专、本科学士学位、硕士学位、博士学位多层次教育。护理人员在职教育也有很大发展。课程设置从专业内容深化、扩展到人文、心理、社会学知识。护理作为独立学科，已经成为由若干门基础课程和临床各科护理课程组成的内容丰富、体系完善的知识系统，形成一个学科群。护理科学研究更是从弱到强，建立和发展出一批专门研究机构，多种护理学专著和杂志应运而生。护理学也发展出自己一批独特的护理理论，护理管理更为科学化，护理学已成为一门医学领域的独立学科。

在全国努力实现现代化和进行改革创新的形势中，在国内一批老护理专家的带领下，我国现代护理学近些年也得到了很大发展。在护理实践、护理教育、护理管理、护理科研等方面都有了长足进步，在全国卫生事业中做出了应有的贡献。现已形成由128.69万多名护士组成的护理队伍，这支队伍的整体结构也随护理教育和经常性培训有所加强，素质也有较大提高，她们正在结合卫生改革的实际，奋发努力，力争尽快与世界先进护理水平接轨，更好地为我国现代化建设服务和为人民群众的健康服务。

二、护理管理思想的形成和发展

护理管理的形成和发展，一方面是伴随着护理学科发展的需要，管理由简单到复杂；另一方面作为研究专业领域的管理规律，是管理学的分支学科，也受管理学发展的重要影响。护理学与管理学的理论、原则、技能方法不断交叉、融合，使护理管理由经验型到科学化，护理管理学逐渐形成和得到迅速发展。依发展的不同时期，大体可分为以下几个阶段。

（一）管理学形成和发展初期的护理管理

管理学界普遍认为，科学管理理论和管理科学形成于 19 世纪末 20 世纪初。在这之前，人类为了分工发展，共同劳动，已经经历了几千年的管理实践活动，但并没有将管理作为一门学问来研究。

早期的管理活动比较简单，管理也不可能成为人们自觉的有意识的行为。例如，在古代早期家族式的护理中，在后来宗教的修女们以宗教意识对患者的照顾和精神安慰中，护理管理并不那么自觉和明确。但人们在管理实践中积累了丰富的经验，并有许多重要的管理思想形成，大多数记载于当时的经济学、历史学、军事学、哲学著作中。例如，罗马天主教会今天的组织结构基本上是在公元 2 世纪建立的，说明组织管理实践已经存在几千年，并有成功的经验。护理方面，在公元 400 年，基督教会的菲碧首先组织修女建立了护理团体，从事护理工作，这是护理管理的开始。

到 14 世纪时，意大利文艺复兴时期，随着管理实践的发展，管理思想有所深化，多包含在统治阶级思想家的政治主张之中。例如，当时的政治思想家、历史学家尼克罗·马基维利，在著作《君主论》中提出的关于领导者素质的论述就是典型代表，对管理学中领导理论的形成有重要影响。

当时的护理在一般医疗机构和教会式医疗机构两种医疗环境中发展。教会式的医疗机构会遵循一定的护理管理原则，按照病情轻重对患者进行分类，将患者安排在不同的病房。当时护理管理的重点是改变医疗环境，包括改变采光、通风及空间的安排等。由于战争，使伤病员大量增加，因此需要大量随军救护人员并开始有男性从事护理工作。这一时期，护理管理除了重视医疗环境的改善外，也开始重视护理人员的训练、护理技术的发展、对患者的关怀、工作划分及其他的方面。

文艺复兴后，慈善事业的发展使护理逐渐脱离教会控制，成为一项独立事业。公元 1517 年发生的宗教改革，使许多基督教团体独立，原修道院医护功能遭到破坏，护理进入长达 200 年的"黑暗时期"，护理管理也陷入瘫痪。

1576 年，法国天主教神父圣·文森保罗在巴黎成立慈善姊妹会，成员经过一定培训后，深入群众为病弱者提供护理服务，深受人们的欢迎。

在资本主义早期，英国古典政治经济学体系的重要创立者亚当·斯密，提出了劳动专业化分工，即将工作分解成一些单一的和重复性的作业，通过提高工人的技巧和熟练程度，提高了劳动生产率。18 世纪英国开始的产业革命，使机械力迅速取代了人力，使得大型、高效生产成为可能，于是更需要管理的计划、组织、领导和控制工作。

以上是 20 世纪前管理学的形成与发展以及对当时的护理管理的影响。

近代护理管理的发展是从 19 世纪中叶，英国的南丁格尔开创科学的护理开始。1853 年，南丁格尔曾受聘担任伦敦一家看护所的管理者，1854 年 10 月，被任命为驻土耳其英国总医院妇女护士团团长。她在当时的看护所以及 1854—1856 年克里米亚战争救护伤员中，不仅用先进的技术加强护理，而且注意加强管理。南丁格尔对护理管理的主要贡献表现在以下几个方面。

1. 设立了一套护理管理制度

她提出护理管理要采用系统化方式，强调设立医院必须先确定相应的政策，使护理人员担负起护理患者的责任，适当授权，以充分发挥每位护理人员的潜能。在护理组织的设置上，要求每个医院必须设立护理部并由护理部主任来管理护理工作；各病区设有护士长，管理病房的护理行政及业务。

2. 设立医院设备及环境方面的管理要求

要求重视改善病房环境，包括采光、通风、照明、墙壁的颜色等，使患者有一个舒适的康复环境。强调医院设备要满足护理的需要。

3. 努力提高护理工作效率及质量

要求护理人员做好患者的护理记录，及时认真地对患者护理情况进行统计。强调护理人员除了照顾患者的身体之外，必须重视心理问题。研究改善护理人员的工作环境及节省人力、物力资源的方法。要求病房护理用品有条理的存放，并注意库存量，以保证正常供应。

4. 注重护理人员的训练及资历要求

南丁格尔建立世界第一所护校，要求护理人员经过专门培训，护理管理者必须接受一定的管理训练。

南丁格尔的努力使护理学在向科学化、正规化的方向发展的同时，又使护理管理也走上了独立发展的道路，因此说南丁格尔对近代护理和护理管理的发展产生的影响是深远的。

（二）管理学思想多样化时期的护理管理

20 世纪的前半期是管理思想发展的多样化时期。管理学家们从不同背景和角度出发，对管理加以研究，形成了不同的管理理论和学说，为我们理解管理规律做出了重要贡献，也对现代护理管理的形成和发展有重要影响。下面简要介绍四个管理理论及其对护理管理的影响。

1. 科学管理

科学管理理论的创始人是弗雷德里克·温斯洛·泰勒，美国人。科学管理的 3 个基本出发点：①谋求最高工作效率，科学管理的中心问题是提高劳动生产率；②谋求取得最高效率的重要手段：生产工具、机器、操作方法、作业环境等标准化（standardize）、动作精简化（simplify）和工作专门化（specialize），即合理化三原则；③要求劳资双方实行重大精神变革，在工作中互相协作，共同努力，并把管理职能与执行职能分开。同时泰勒提出实行刺激性的报酬制度。他的著作《科学管理原理》1911 年出版，标志着现代管理理论的诞生。科学管理思想在当时被誉为第二次产业革命，对资本主义社会的影响是划时代的，对管理理论的形成起着里程碑的作用。

科学管理理论对护理管理理论的形成与发展具有深远的影响。例如：①使用科学方法改进护理人员在病房工作中的分工方式，这种护理方式较原来的宗教的自然哲学模式前进了一大步。②部分护理工作标准化，并加强对护士的训练。制订标准统一、动作精练的护理技术操作规程和各项护理工作标准，并以此训练护士减少操作中不必要的多余动作和提高效率，同时用时间作为衡量技术熟练与否的标准。③改善工作条件和环境。使护理用物、仪器设备、药品等规格化，放置位置均标准、统一、固定，从而方便使用，提高工作效率和质量。④促使人们对护理管理重要性的认识得到加强。

2. 一般行政管理理论

与科学管理同时代的另一批思想家从整个组织上层管理问题入手关注管理，形成一般行政管理理论。

（1）法约尔的管理职能学说　法约尔，法国人。他提出了在公司管理中的组织经营原则：合理分工；权责相适应；严格纪律；统一命令；统一领导；个人服从集体，领导人调谐关系；个人报酬公平合理；集中权力；有等级制；事物均有秩序；公平；对下属亲切、友好、公正；人事稳定；有创新精神；保持集体团结合作。法约尔研究企业活动，并将管理职能分为计划、组织、指挥、协调和控制。

（2）韦伯的行政组织理论　马克斯·韦伯，德国人，在管理思想上提出了"理想的行政组织体系理论"。其主要内容：①理想的行政组织是通过职务和职位按等级来进行管理的，并提出了一系列实施原则和方法。②权力有各种不同的类别。任何一种组织都是以某种形式的权力为基础，才能实现组织的目标。③理想的行政组织的管理制度，意味着以规则为依据来进行控制。在组织体系中，为实现目标，要把全部活动划分为各种基本作业分配给组织中的每个成员，有一定的规章、规定和程序、奖惩制度等。管理制度要适应各种管理工作，有利于提高管理效率。

在护理方面，19世纪时医院护理组织体系尚未形成，护理部主任和总护士长主要是协助医院干事完成一些具体管理工作。进入20世纪以后，在南丁格尔使护理组织管理开始走向正规化的基础上，受一般行政管理理论影响，医院护理组织管理得到迅速发展。其主要表现：①护理组织系统逐渐完善。例如大多数医院采用层级结构，建立护理部；形成护理部正副主任-科护士长-护士长-护士等直线指挥系统，明确沟通路线和权力关系，每一层职位均授予相应职权。②各级管理人员和护士职能不断明确。护理管理中各种岗位、各级职责、各班护士角色与功能划分开始明确。③建立制度和进行考核。奖惩、绩效考核和各部门工作相应的规章制度均开始建立起来，依章处理问题；制定护理操作规程手册，并成为正式的工作说明单，使技术一致化。④强调各级护理管理者负责部门的计划、组织、指挥、协调、控制等事项。⑤建立一套固定的员工薪资办法，使酬劳公平化。⑥人员晋升考虑个人学历、经历，也考虑工作表现和奖惩记录。以上均是在一般行政管理理论的影响下形成和完善的结果。

3. 人际关系和行为科学理论

行为科学理论产生于 20 世纪 20～30 年代。早期被称为"人群关系学说"，20 世纪 40～50 年代被称为"行为科学理论"，20 世纪 60 年代中叶发展成"组织行为学"。

行为科学管理阶段应用了心理学、社会学、人类学及其他相关科学，着重研究组织中的人的行为规律，发现人类行为产生的原因及人的行为动机的发展变化。研究改善组织中人与人的关系和激励人的积极性，以提高劳动生产率。现将有代表性的理论学说简介如下。

（1）梅奥及人群关系学说　乔治·埃尔顿·梅奥，曾担任美国哈佛大学工商管理研究室副教授，领导了著名的"霍桑试验"。

"霍桑试验"是 1924—1932 年在美国芝加哥的霍桑工厂进行的，主要是寻求提高劳动生产率的途径。其大体经过 4 个阶段：研究照明度与工作效率之间的关系；研究工作条件变换对生产率的影响；对工人进行广泛的访谈和试验计件奖金的作用。

经过试验，梅奥等人发现决定工人工作效率最重要的不是工作条件和奖励性计件工资，而是职工在集体中的融洽性（人际关系）和安全感。研究结果表明，"人"不只是"经济人"（即认为工人工作的动机只是经济原因），而且也是"社会人"。管理当局和工人之间以及工人相互之间的社会关系是影响劳动生产率最重要的条件，群体的社会准则或标准是决定工人个人行为的关键要素。于 1935 年，梅奥出版了《工业文明中人的问题》，提出了人群关系学说。

梅奥认为，作为管理者须同时具有专业技术、经济管理技能和搞好人际关系的技巧，这样可以提高领导能力，有利于缓和解决领导者与被领导者之间的矛盾，提高劳动生产率。

（2）麦格雷戈的 X-Y 理论　道格拉斯·麦格雷戈，是美国行为科学家。在 1960 年提出了 X-Y 理论，是关于人的特性的两套系统性假设；他把传统的管理假设概括为"X 理论"，把与 X 相对立的理论统称为"Y 理论"。两种观点决定了管理者的管理行为和方式。

简要地说，X 理论基本上是一种关于人性的消极观点，它假设人们缺乏雄心壮志，不喜欢工作，总想回避责任，以及需要在严密的监督下才能有效地工作；另一方面，Y 理论提出了一种积极观点，它假设人们能够自我管理，愿意承担责任，以及把工作看作像休息和娱乐一样自然。麦格雷戈相信 Y 理论假设最恰当地抓住了工人的本质，相信成员能自我激励，强调管理中要启发内因，发挥人的主观能动性和自我控制能力。

（3）卢因的群体力学理论　库尔特·卢因，德国心理学家，于 1944 年提出"群体力学"概念，重点研究组织中的群体行为。

其主要观点：群体是一种非正式组织，是处于相对平衡状态的一种"力场"；群体行为就是各种相互影响的力的结合，这些力也修正个人行为。他还提出了群体目标、群体内聚力、群体活动规范、群体的结构、群体领导方式等概念。此外，卢因对群体内聚力的测定、影响内聚力的因素、内聚力与群体士气和生产率的关系等，都进行了有成效的试验研究。

(4) 关于领导理论的研究　组织行为学中关于领导理论的研究成果非常丰富，主要包括：关于领导者和被领导者相比较具有哪些特质的特质理论；总结领导者工作作风和方式的领导行为理论；重视具体情境对领导有效性影响的权变理论；综合各种领导理论，寻找共同点的最新的领导学说等。

行为科学理论的发展对护理管理也有巨大影响。表现为：①小组制护理（team nursing）产生。②在日常管理中关心和尊重护理人员、满足心理需要。③建立双向沟通渠道。④改变管理者的领导方式，主张采用参与式管理，贯彻人性化原则。⑤重视人的因素，重视培训；重视对护理人员的激励与奖励；加强人力资源的开发及合理应用，调动护理人员的工作积极性；建立护理人力库等。

4. 定量方法

定量方法还被称为运筹学和管理科学，包括统计学的应用、最优化决策数学模型、信息处理模型和计算机的应用等。此理论应用的目的是降低不确定性，寻找管理的定量化。例如，通过成本-效益分析寻求资源分配决策的定量化。

定量方法对护理管理的影响：使护理管理业务量化和计算机化。例如，使用统计抽样方法检查、监测护理质量问题，应用数学方法计算合格率等；开展了应用计算机排班，计算护理人力编制，统计出勤率，进行物资管理、质量考核，评估护理单位的劳动生产率等工作。

(三) 管理学成熟期的护理管理

管理理论发展到 20 世纪 60 年代初期，进入了成熟阶段。其趋势是以整体观念来认识管理，趋向于将管理理论一体化，发展成一种统一的整合型的理论框架。这一时期护理与现代管理的结合更为紧密，护理管理得到深入和迅速的发展。现将使管理理论一体化的代表性的方法简介如下。

1. 过程方法

1961 年 12 月，美国管理学家哈罗德·孔茨认为当时管理研究的各种方法已经形成了"管理理论丛林"，提出用"管理过程方法"来综合各种管理理论，认为管理是建立在计划、组织、领导、控制基本职能基础上的连续的循环过程。

把管理工作按照任务及完成任务所需要的基础知识划分成职能，把各种管理理论的成就囊括到各职能中分成几个相对独立的部分进行深入细致的研究，并围绕职能学习管理。这也是当今大多数管理学教科书采用的一种统一框架。

2. 系统方法

从 20 世纪 60 年代中期开始，形成了一种认为应当按照系统框架来分析管理的思路。系统方法认为：系统（systems）是由存在于环境中的若干相互联系、相互作用的要素所构成的，是具有特定功能的有机整体。社会是系统，任何一个组织以及管理过程、人体都是系统。

系统有两种基本类型：封闭系统和开放系统。封闭系统不受环境影响，也不与环境发生相互作用。相反，开放系统认为系统与环境间存在着动态的相互作用。例如，我们讲的组织是一个系统，是指组织与环境之间处于不断的相互作用中，组织是否成功，取决于其所依赖的外部团体和机构之间的交互作用。

主张系统观点的学者将组织看成是由"相互依赖的多种因素，包括个人、群体、态度、动机、正式结构、相互作用、目标、状态和职权"组成的系统，把组织部门及群体的关系、行为看成人们在意见、力量、愿望和思想等方面广泛协作的系统，管理者的任务是应用系统方法处理管理中的问题，协调组织的各个部分，使组织内部平衡和对外界环境相适应，以实现组织的目标。

3. 权变方法

权变管理即权宜管理和应变管理的合称。其基本思想是：在组织管理中，不存在一成不变、普遍适用的、最好的管理理论和管理方法，组织管理必须随着组织所处的内外条件变化而随机应变。主张管理者应掌握各种管理理论，并在实践中随机使用。

随着科学技术的进步和国际政治经济形势的剧烈变化，当前的管理，又面临新的挑战，形成一些新理论。现代管理的概念成为不断地发展、检验、修正、再检验的结果。例如，随着经济全球化、迅速发生变革的环境以及信息时代的到来，要求在新型、能有效进行创新和变革的管理者领导下，建立灵活的、能快速反应的组织；随着工作人员受到更多的教育和培训，水平不断提高，要求管理者改变风格，不应再是只吩咐干什么的"老板"，而应变为团队领导者，更关注激励、指导和鼓励。

20世纪60年代以来，在现代管理的系统模式、开放模式、过程模式和权变理论深远影响和指导下，护理管理进入了一个新纪元，护理领域出现了巨大的变革。其表现为：①系统方法在护理管理中广泛应用。例如，用系统思想解释护理管理过程、建立护理组织系统结构，并明确各层级职责的划分、建立合理的患者分类系统、全面规划人力资源管理及进行全面质量管理、质量改进等。②按照生物、心理、社会医学模式重新建立健康、人、环境、护理新概念，改革传统的护理模式，形成了以患者和人的健康为中心的整体护理模式。③应用科学方法产生了护理程序的护理工作框架。④护理人员临床分工方式改变为责任制护理（由责任护士系统全面的负责从患者入院到出院全部护理任务）、个案管理（由医师、护士和其他专业人员合作，共同负责针对某个诊断或手术患者的照顾，进行最适当、有顺序性的护理，贯彻医院-社区-家庭的系统化照顾），提高了护理质量。⑤护理强调根据患者个体差异，制订有针对性的个体护理计划进行护理。⑥管理者根据被管理者的不同成熟度，因人、因地、因时选择适宜的领导方式。采用激励措施，应用民主参与式管理和授权，强调对护理人员的人性化管理。⑦应用现代管理的思想、方法探讨并取得了业务管理（例如，医院感染管理、急诊急救护理管理、社区护理管理、各专科护理管理）的新成就等。现代护理管理最重要的特征是使人的观念发生了巨大的变化，人们在用新的精神风貌加强学习以适应形势；改革、开放、开阔视野；探讨革新，不断追求卓越，护理事业在发生着前所未有的重大变革。

（四）中国现代护理管理的发展

在国家改革、开放和进行现代化建设的大环境中，在现代管理思想的影响下，我国近20年护理事业和护理管理的发展，取得了长足进步，为社会主义现代化建设和人民群众的健康作出了应有的贡献，成就巨大。其主要表现在以下几点。

（1）发展护理专业的学科地位　近20年，我国确立了护理学的独立学科地位，护理专业的重要性越来越被认识，社会地位得到显著提高。

（2）加强组织管理　1986年第一次护理工作会议，提出《关于加强护理工作领导，理顺管理体制的意见》文件，全国加强护理管理组织建设。全国性护理组织——中华护理学会、卫生部护理中心和各级护理行政机构加强建设，并配备了相应的干部力量，更好地发挥了作用。医院内护理直线指挥系统也得到了建立和健全。

（3）加强人力资源管理　用科学方法为护理组织确定编制，合理配备护理人员，加强队伍建设；按照独立学科要求建立了护理人员业务职称系列；加强护理教育，培养高学历人才，加强护士规范化培养和继续教育，提高队伍素质；按职上岗，分层使用，注意发挥护理人员主动性、积极性、创造性；建立法制化、规范化的护士职业考试和定期注册制度，严格把住准入关；以及培养专科护理人才和骨干等。

（4）以患者为中心，以科学、系统的护理程序为框架，为患者实施整体护理　20世纪80年代初，我国从国外引进责任制护理方式，开始贯彻护理程序，并取得了初步成绩；1994年，卫生部与联合国开发总署合作，引进整体护理，在全国大力推行，现成立了有100所医院参加的整体护理协作网，建设了一大批整体护理模式病房，指导和推动此项工作，整体护理现已普遍在全国二级以上医院推行，对于提高护理质量和患者的满意度，取得了非常明显的效果。整体护理正在不断深化过程中。

（5）发展护理教育　我国护理教育自1888年创办第一所护士学校至今，已有一个多世纪，在学校数量、教育层次以及教学质量方面，均发生了很大变化，特别是20世纪80年代以来，迅速发展。1984年开办高等护理教育，培养学士学位护士；1992年开始招收硕士学位研究生；现在有些学校正在筹备和争取博士学位的培养。目前已有100多所大学培养大专和本科学历护理专业学生，已经形成了适合我国国情需要的护理教育体系。除各层次正规护士教育外，国家还开办了多层次、多规格、多形式的在职教育，如护理专业自学考试、专业证书制度、夜校、函授教育以及专科护理短期培训等。在教育内容上贯彻整体护理模式，增加社会、人文学科知识，并进行教育改革，改进教学方法等。

（6）加强专科护理和业务管理　国内外医学的发展，使内、外、妇、儿等各专科护理业务更为深化，新业务、新技术层出不穷，全国各种护理专业组织加强业务建设，举办各种学术交流、讲座，在加强基础护理的同时，发展专科护理。另外，在卫生改革中，在原有的基础上，发展社区卫生服务和社区护理、老年护理、临终关怀，并取得了很大成效。在医院感染管理的规范化和科学性方面也有很大进展等。

（7）开展科学研究，推动护理学科的建设　随着高等护理教育的开展和专题培训，全国培养了一批护理科研人才，科研文章增加，质量不断提高。全国范围内出版了许多护理学教材、专著；十几种护理杂志创刊，并建设出一批在全国范围有较大影响的刊物；一些护理报刊、网站应运而生，大大推动了护理学科的建设。

（8）加强护理质量管理　配合卫生部 20 世纪 80 年代末开始的三级医院评审制度，建立了护理质量评审标准、各级护理质量管理组织和质量管理制度，引用各种质量监测和管理方法，加强了护理质量管理并取得一定成效。随着医疗体制改革和保险制度的实行，护理管理人员对质量管理的重要性的认识和紧迫感加强，改变过去"要我抓质量"的观念，出现"我要抓质量"的局面，增强了自觉性。

（9）护理法规的建立　1994 年，正式颁发我国第一部护理法制文件《中华人民共和国护士管理办法》，使我国护理法制管理加强。

（10）加强医院感染管理　1986 年在全国召开医院感染工作会议，出台有关文件，现在各医院建立医院感染管理委员会（或小组），配备专职人员，进行综合管理。

（11）信息化建设　随着各医院信息系统的完善，计算机在护理工作和护理管理中已应用到各个方面。例如，建立护理专家咨询系统、情报检索系统；临床应用计算机处理医嘱、观察病情以及进行人员、财务、物资、质量、教学等行政管理，提高了工作自动化程度，提高了效率和质量，减少了差错，减轻了护士工作负担。

（12）加强护理管理队伍建设　培训、公开招聘、科学考核护理管理人员，培养管理人才和骨干，使管理队伍现代化管理方法科学化。我国的护理管理现代化建设虽然取得了巨大成绩，但与世界先进水平比较，还有非常大的差距。

例如，如何提高护理管理队伍素质，转变观念，适应形势；将护理自身的发展纳入卫生改革的大潮中，放到卫生事业全局中考虑；将护理的发展与广大人民群众对卫生服务的需求接轨；处理好卫生投入偏低而要求卫生服务覆盖面要高、服务水平要比较好的矛盾；如何面对我国进入 WTO 带来的新挑战；面对群众医疗保健服务需求模式发生变化的新形势；如何尽快改变护理队伍整体素质偏低、缺乏专业骨干人才的状况；如何解决普遍存在的临床护理人力编制不足的问题；如何解决护理教育结构的变化带来的师资力量短缺、教材质量需要提高、教学内容需要更为合理和教育改革提出的其他问题；如何推动整体护理的深化和更好地发挥护理专业的独特功能与作用，使服务内容和模式多样化（例如，发展社区护理、老年护理、临终关怀等）；如何发展卫生改革中急需要解决的护理经济学问题；如何更好地与其他卫生技术人员合作，学习先进的护理新技术、新业务；如何大力宣传护理的重要作用和开发领导层，以提高护理的专业地位；以及护理事业已经取得的成绩如何巩固、提高等。大量的护理管理问题急切需要解决，给护理管理的建设和护理管理人员提出了重要课题，护理管理仍面临严峻的挑战。

研究、学习国内外管理理论研究的最新成果，注视发展动向，一定要结合并应用于我国护理管理实践中，创建适合我国国情的护理管理理论，以适应护理改革的形势要求。

第三节 护理安全管理

一、概念

（一）护理安全

护理安全是指在实施护理过程中，患者不发生法律和法定的规章制度允许范围以外的心理、机体结构或功能上的损害、障碍、缺陷或死亡。从广义上讲，护理安全也包括护士的执业安全，即在执业过程中不发生允许范围与限度以外的不良因素的影响和损害。美国护理质量和安全教育机构（QSEN）将护理安全定义为：通过医院的有效运作及个人的能力尽可能地减少在护理实践活动过程中对患者和护理工作者造成的伤害。护理安全是患者的基本需要和保障，同时也是衡量医院管理水平的重要标志。

（二）患者安全

患者安全是指在医疗服务过程中采取措施，避免、预防及改善健康照护过程中发生的不良结果或伤害，其中包括预防错误、偏差、意外等。

（三）安全管理

安全管理是保障患者安全的必备条件，是减少质量缺陷、提高护理水平的关键环节，是控制或消灭不安全因素、避免发生医疗纠纷和事故的客观需要。

（四）护理安全管理

护理安全管理是指为保证患者的身心健康对各种不安全因素进行有效的控制。通过护理安全管理可以提高护理人员安全保护意识，最大限度地降低护理差错、事故、纠纷的发生率，是护理质量管理中的重要组成部分。

（五）不良事件

当前国际上对医疗不良事件的定义并没有达成统一。普罗诺弗斯特博士等认为差错是指在医疗护理过程中导致或有可能导致患者伤害的错误，包括故意的或利用了错误的方法使达到某种目的的计划行动失效。医疗差错是指医疗过程中的任何错误，无论是否造成伤害。美国联盟医疗体系将不良事件定义为：由医疗行为导致的伤害，与疾病的自然转归相反，延长了患者的住院时间，导致残疾的一切事件，包括可预防和不可预防的不良事件。不可预防的不良事件指正确的医疗行为造成的不可预防的损伤；可预防的不良事件指医疗中由于未能防范的差错或设备故障造成的损伤。

二、护理安全管理机构

（一）国外护理安全管理机构

多数发达国家设有护理安全专职机构，全面负责安全管理。如英国建立了患者安全质量管理系统，成立了名为"全国患者安全代理处"的组织，英国政府高级医疗顾问委员会的专家在《质量世界》杂志撰文，专题阐述了这一机构成立的理论意义。澳大利亚成立了医疗安全与质量委员会，其任务是监督医院和医护人员，旨在将关乎患者生命安全的意外事件发生率降到最低点。美国患者安全管理机构包括了医疗管理立法联合委员会（JCAHO）、国家质量论坛（NQF）、美国健康照护风险管理协会（ASHRM）等，其机构较完善且各自分工职责明确。例如国家质量论坛自 2002 年起每年都会就医疗照护领域中应避免的严重事件进行公布，以引起各州医疗机构的重视。另外美国退役军人卫生管理局（VA）专门成立了国家患者安全中心（NCPS），主要负责美国退役军人医院的安全管理事务。此外。WHO 于 2004 年 10 月成立了世界患者安全联盟，该联盟从督促医护人员洗手工作入手，致力于改进患者的安全状况，取得良好的效果。另外，国外医院设立全院的质量管理委员会，如内科外科急诊委员会、药事感染控制质量控制委员会等，由各委员会接受、处理、讨论、提出建议上报院务会审议通过，形成了比较完善的护理安全管理体系工作运行机制。

（二）国内护理安全管理机构

目前，我国护理安全工作多数由医院护理部和各科护士长监督管理，缺乏专职机构。有学者提出建立以护理部、科护士长、科室安全员组成三级护理安全管理监控网络体系。还有学者建议各医院建立护理安全委员会，在护理安全管理工作中广泛推广委员会制，委员会制能充分体现护理管理的民主性、科学性，让护理管理更具客观性、公正性、主动性、实践性，充分调动广大护士的工作积极性；各医院建立护理安全委员会，领导机构由护理部人员组成，实施机构由各科护士长组成，执行机构由各科室部分护士直接参与。由此可见，护理安全管理委员会制在我国医院护理安全管理中势在必行。

三、护理安全管理方法

（一）根因分析法

根因分析法（root cause analysis，RCA）是一种回溯性失误分析工具，分析已发生的不良事件，从错误中找出系统中的弱点并加以矫正，以避免类似事件再发生。根因分析法主要用于发掘事件发生过程，探讨事情发生原因，以找出系统或流程中存在的问题并加以改进。它通过广泛收集主客观资料并进行系统分析，充分发掘系统中的缺陷，所得的结果较全面。RCA 共有 4 个阶段。

1. RCA 前的准备

组织 RCA 团队、情境简述、事件相关资料收集（包括人员、记录、设备、地点，尽快收集包括目击者说明、观察资料、物证及书面文件证明）。

2. 找出近端原因

以更具体的方式叙述事情的发生始末（包括人、时间、地点、如何发生），并确认事件发生的先后顺序，用时间线和流程图描述；列出可能造成该事件的护理程序；检查执行过程是否与设计相一致；评估设计的操作程序；列出事件的近端原因（人为因素、技术因素、设备因素、可控制及不可控制的外在环境因素、其他因素）；收集资料以佐证近端原因，针对近端原因做即时的介入措施。

3. 确认根本原因

列出与事件相关的组织及系统（人力资源系统、资讯管理系统、环境设备管理系统、组织领导及沟通系统）；从系统因素中筛选出根本原因；确认根本原因间的关系。

4. 制定和执行改进计划

根据得出的结果制定和执行改进计划。

（二）失效模式和效应分析

失效模式和效应分析（failure mode and effect analysis，FMEA）是基于团队、系统用于识别某个程序或设计出现故障的方式和原因的具有前瞻性的分析方法。FMEA 包括确定主题、组成团队、画出流程、分析危害、拟订行动计划与结果评价 6 个步骤。可对护理不良事件进行原因分析并制定预防措施，针对工作流程中的每一个步骤列出失效模式和可能性原因，并进行优先系数（RPN）评分。国内学者在预防老年住院患者跌倒、手术中出现的错误、用药错误等护理不良事件中使用 FMEA 进行原因分析。荷兰的一项研究采用 FMEA 对较高风险的医院不良事件进行前瞻性分析，建立了患者潜在风险分析系统。

（三）重大事件稽查

重大事件稽查（significant event audit，SEA）是指医疗团队中的人员定期对不良或优良的医疗或护理事件进行系统和详细的分析，以寻求改进和提高的过程。SEA 可以看成是一个用来识别不良事件的"小型事故报告系统"，全面系统地了解不良事件的前因后果和发生、发展过程，然后在此基础上采取各种行动措施，以预防类似不安全事件的发生。SEA 的结构化过程主要包括：①考虑和确定将要稽查的重大医疗或护理事件；②搜集重大医疗或护理事件的信息；③举行重大医疗或护理事件讨论会，澄清事件的意义，进行案例的讨论以及作出关于事件的决定；④记录。

（四）健全管理机制

健全管理机制是护理安全管理的保障。

（1）护理安全涉及医院中所有部门，最高管理层必须重视，并得到各个相关部门的支持和重视。

（2）护理安全管理需要护士加强对安全意识、敬业精神、制度规范等的学习和培训，针对患者开展不同形式的安全教育，营造安全文化。

（3）健全质量控制体系，构建护理安全管理监控网络，采取科学的质量控制方法。

（4）及时更新安全管理的理念。

四、护理不良事件报告与分析系统

为了能准确地查找护理差错发生的原因，尽早发现不安全因素，更好地防止类似事件的发生，多数发达国家或地区根据本地实情建立了较完善的临床事件分析系统。

（一）Vincent 临床事件分析系统

该系统对事件的分析包括六个方面：①组织或管理因素，包括制度、工作流程、组织结构等；②团队因素，如合作交流；③工作任务因素，包括工作负荷、人员数量、人员组合等；④环境因素，包括设备、布局设置等；⑤个人因素，包括知识、经历等；⑥患者因素，包括患者情感状态、理解能力等。将护理差错从系统的角度进行原因统计学分析，得出造成护理差错的量化数据，为质量评价标准提供理论基础。

（二）SHEL 事故分析法

日本医疗事故调查委员会提出的 SHEL 事故分析法包括以下内容。

1. 软件部分

软件部分 S（software）包括护理人员的业务素质和能力，具体包括医德素质、专业素质、技术素质、身体素质以及技术才能等，是分析事故的核心。

2. 硬件部分

硬件部分 H（hardware）指护士工作的场所，如治疗室等。

3. 临床环境

临床环境 E（environment），狭义上通常是指护士执行临床护理最多的地方，是以患者为中心，半径为 10 英尺（1 英尺＝0.3048 米）以内的范围；广义上是指医院环境、治疗环境、物理环境等。

4. 他人及当事人

对他人及当事人 L（litigant）的分析，即从管理者及他人的素质（患者的违医行为等）分析，找出管理者存在的问题。

（三）优先处理系统——安全评估规定（SAC）矩阵系统

美国退役军人医院采用 SAC 矩阵系统，通过分析上报事件现存的或潜在的危险因素以及事故发生的可能性等，决定需要优先分析和改进的行为。SAC 矩阵分两类表格：一为严重性分类表，二为可能性分类表。严重性分类表分别从受伤程度、住院日延长时间、恢复所需的护理等级及医疗成本方面进行分析，并据此将上报事件的严重程度分成 4 级。可能性分类表将上报事件或潜在因素发生的可能性分成 4 级：经常（1 年内可能发生）、较少（1~2 年发生）、偶尔（2~5 年发生）和极少（5~30 年可能发生）。可能性分类表对分析者的要求较高，分析者必须熟悉该类事件，掌握医院安全信息资料，并具备科学思维能力。分析以上项目后，再将两分类表组合成矩阵进行综合评价，以评定上报事件或潜在因素的危害程度。建立优先处理系统是进行科学管理的必要步骤之一，管理部门可以通过优先处理系统快速、准确地辨别事故处理的轻重缓急，从而采取及时恰当的处理措施。但应注意的是只有站在全局的高度，同时有代表公众的明确的审查标准，优先处理系统才能有效发挥其辅助决策的作用。

（四）系统化观点检测或评估系统

中国台湾财团法人医院评鉴暨医疗品质促进会（TJCHA）提出，对临床事件采取系统化观点检测或评估，并从以下五个方面进行分析。

1. 医疗人员互动方面

内容包括医疗团队人员之间沟通不良；病历记载不完整、不确切；医疗团队领导及整合不佳；医疗团队成员组成不合理等。

2. 医疗人员与患者、家属互动方面

内容包括医患沟通不足、医疗人员态度不佳或技巧不良、家属个性与社会状况、突发疾病产生的压力。

3. 医疗人员与环境互动方面

内容包括医护人员休息空间不足；患者就医安全性不佳；视线、行动路线设计不良；工作容易中断、环境嘈杂而分心；排班心态不佳，如夜班、长时间班、连续班。

4. 医疗人员与软件系统方面

内容包括工作缺乏指引与流程手册；工作设计太复杂；计算机资讯系统功能不足、自动化程度低；计算机资讯系统缺乏决策支援系统，如药物交互作用报告；检验服务品质不佳，速度慢、项目少或可靠度低；放射科报告服务不佳。

5. 医疗人员与硬件设备互动方面

内容包括仪器设备不足；仪器设备摆设混乱，不符合人机工程原则；医疗耗材、药品的供应不足；仪器功能不佳、维修服务不完善。

系统化观点检测或评估系统从保健制度、医院安全文化与系统、社会文化与民众

意识、专业文化等多个维度进行分析，充分体现了经由事件分析进而改善系统，达到预防事件发生的目的，同时也保证了不良事件的自愿上报率。

（五）安全事故自愿上报系统

目前，我国大多数医院都设有医疗护理差错的强制性报告系统，严重的医疗护理事故要求必须上报，以分析事故原因。但是针对一些并未或轻微引起患者损害的差错或危险因素，医护人员会因为担心受到惩罚而采取隐瞒的态度，同时因各项管理检查指标（如等级医院评审等），均把护理安全事故率列为评价指标，很多护理管理者均存在为难情绪，这样不仅无法避免差错的再次发生，而且还可能会为更严重的安全事故的发生埋下隐患。2005 年 7 月，美国议会通过了"患者安全和医护质量行动"提议，目的在于鼓励美国各级卫生系统人员积极主动上报医疗护理安全事故，营造合法化、自愿化的安全事故上报氛围，构建高效的网络化的上报途径，并在第一时间内给予信息反馈。同时，自愿报告系统具有非惩罚性、保密性、独立性、时效性、专家分析、针对系统等特点，充分体现了护理安全管理科学、人性化的特点。

第四节　护理绩效管理

一、绩效考核的概述

护理管理是医院管理的重要组成部分，科学地评价护理工作绩效是护理管理者一直关注和研究的课题。为有效提高护理工作效率，保证护理质量和安全，使护理工作价值在护理绩效考核中得以体现，应将绩效考核与护理管理相结合，构成全面有效的医院护理管理体系，同时也能整体提高护理管理效能。

（一）基本概念

1. 绩效考核

绩效考核（performance appraisal）又称绩效评估、人事评估、员工考核等，是指运用系统的原理、方法，根据人力资源管理的需要，收集、评定和测量员工在职务上的工作行为和工作效果，是对员工工作表现的一种系统的描述和评价。绩效考核是人力资源绩效管理中的一个关键内容。构建一个客观公正、科学合理的绩效考核评价体系，对充分调动并发挥护理人员的主观能动性，促进管理目标的实现具有十分重要的作用。

2. 护理人员工作绩效

护理人员工作绩效是护理人员在护理活动中所做出的成绩和贡献，是其对所掌握的知识和技能实际应用的体现，是个体能力在工作环境中表现的程度和效果，是指与护理工作有关的行为表现及其结果。护理人员工作绩效的正确评价，不仅可以评估护理人员在护理活动中所做出的成绩和表现，还能帮助护理人员明确自我工作的目标，更能通过细化护理绩效考核办法，进一步体现护理人员的专业技能、劳动强度、工作风险、岗位能级、工作质量与数量等差异，体现劳动价值，调动广大护理人员的积极性。

（二）影响绩效考核的不良因素

1. 考核方法与考核工具运用不当

考核量表及内容有偏差，就不能全面地反映被考核者的综合能力、业绩与各方面的素质。考核工具使用不当产生不公平，考核表过长、费时，使考核者没时间或产生厌倦而不认真对待，而影响考核结果。

2. 考核目的不明确

未将考核工作列入工作计划中，或考核内容与计划内容不一致，都会影响考核结果。

3. 人为因素产生偏差

考核受到考核者个人的价值观和个性影响，如光环效应使考核者对被考核者评价过高；触角效应使考核者对被考核者的评价过低；情绪化作用使被考核的评价受到考核者的情绪影响；中央趋势使考核结果的分数值无差异。另外，考核者对考核标准掌握不当，凭个人理解进行评价，也是影响绩效考核结果的因素。

4. 考核过程形式化

考核者对考核结果缺乏充分的认识，使业绩评价结果缺乏可比性，难以从护理人员之间进行区分。考核结果常常与奖惩、晋级、薪酬等激励机制不挂钩，使考核未能达到预期效果和目标。

5. 考核结果无反馈

考核结果未与被考核者沟通，使被考核者不知存在的缺点和需要努力的方向，这也是考核未能达到预期目的的一种因素。

二、绩效考核的功能与内容

（一）绩效考核的功能

（1）建立临床护理绩效管理系统，促进护理人员的合理使用和开发。

实现绩效评价的目的在于使护理工作强度在护理质量评价中得以体现。从管理者角度看，实行科学的临床护理绩效管理能真实了解护理队伍的工作态度、个性、能力状况、工作绩效等基本状况，以对护理人员进行甄别与区分，使优秀护理人才脱颖而出，为医院的人员选拔、岗位调动、薪酬决策、培训及职业规划等人事调整和决策，提供科学性、合理性和具有可比性的信息依据。从护理人员角度看，建立科学的护理绩效考核指标体系能为绩效分配提供依据，科学、合理、公平的绩效考核指标能够充分调动护士的积极性。而且，考核标准本身为护理人员提供指南，对自身工作绩效有一系统的考核制度，使其不断地明确职务期望标准与个人工作表现之间的距离，从而促进个人自我成长。

（2）确定培训需要，提供奖惩依据，实现绩效考核的客观性、公平性、实用性。

根据等级医院评审需要，使护理工作形成良好的管理导向，使经济效益向风险高、工作量大、技术含量高的岗位倾斜，体现能级管理以及多劳多得、按劳分配、兼顾公平的分配原则，打破了吃大锅饭的状况，这也是员工进步的动力。绩效考核是管理者用以控制达到组织目标的一种方法。对护理人员而言，绩效考核是对优秀人员的一种"成绩肯定"，对懒散人员的一种"提醒信号"。而且，经济收益对护理人员的工作绩效具有一定的激励作用，同时能力的提升也会为护理人员带来更多的经济收益，两者相互促进，使更多患者在医院得到更优质的照护。此外，加强各部门和各科室的工作计划和目标的明确性，从粗放管理向可监控考核的方向转变，有利于促进医院整体绩效的提高，有利于推动医院总体目标的实现。

（3）改进工作绩效，形成有效的激励机制，促进护理学科管理水平的提高。

合理制定护理绩效考核标准，能充分发挥考核的导向与激励功能。护理人员绩效考核是人力资源管理中的重要组成部分，正确有效的绩效考核有利于激励护理人员士气、促进护理人员积极投入工作，并增加对工作的满意和认同，为护理人力管理中处理奖惩、晋升、调动及解聘提供一个客观的评判标准。随着改革的不断推进，尤其是护理能级的发展，应将护理岗位工作职责、技术要求与护士的分层级管理有机结合，并与绩效考核相挂钩。绩效考核能了解团队中每个人的品行和绩效水平并提供建设性的反馈，帮助管理者强化下属人员已有的正确行为，加强护理人员的自我管理，提高工作绩效，发掘员工潜能，让护理人员清楚自己的位置和努力的方向，以及医院对自己的期望和要求。同时，也能实现护理人员与上级管理者的有效持续沟通，创建一个具有发展潜力和创造力的优秀团队，有利于护理品质和安全的保证，从而推动医院总体战略目标的实现，适应深化医疗改革的新形势、新任务。

（二）绩效考核的内容

对护理人员全面的综合性考核原则，应包括德、能、勤、绩四个方面。

1. 德

政治立场坚定，拥护并认真贯彻执行党的路线、方针、政策；爱党、爱国、爱院、爱岗敬业，有一定的政治理论素养和政策水平；组织观念强，清正廉洁，不争名利，严守纪律，政治上积极要求进步，关心国内外大事，积极参加政治学习，坚持原则，敢于同各种违法乱纪现象做斗争；大局观念强，心胸大度，服从命令，听从指挥，团结同志；模范遵守党纪、国法和各项规章制度，认真履行职责；全心全意为伤病员服务，工作踏实，服务热情，有较强的事业心、务实的工作作风和良好的职业道德。

2. 能

经过正规系统的医学护理院校培训，有大专及以上学历。

（1）**专业水平** 能较好地了解国内外护理学科发展动态，有较强的解决问题和组织管理的能力，医学理论功底扎实，基本操作技能和专科技术熟练，考核成绩优秀，无护理差错事故。

（2）**专业技能** 熟练掌握本专业的常用操作技能，以及输液泵、深静脉置管等急救及监护方面的护理新技术。会解决业务工作中的护理问题，能熟练制订重症患者护理计划，按护理程序对患者实施责任制整体护理。危重患者护理文书书写合格率达95%以上。

（3）**临床科研** 能独立承担科研攻关任务，参与一项以上科研项目，在公开出版的学术刊物上发表有价值的学术论文；积极开展新业务、新技术一项以上，有自己的专业发展方向和特色。

（4）**护理教学** 积极开展教学活动，能指导培养下级护理人员或护生，承担科室及全院性学术讲座。

3. 勤

工作态度、出勤情况和遵守劳动纪律等方面，既能坚持正常工作，也能完成突发任务。

4. 绩

工作效率与效益，以科技成果、奖励和贡献等方面的成绩体现。

（三）绩效考核的程序

1. 建立健全绩效考核组织

根据医院实际工作情况，建立有领导、专家、群众和同行共同参加的绩效考核委员会，定期对各级护理人员进行考核。绩效考核程序一般自上而下，层层逐级考核，也可单项进行。

2. 制定并完善绩效考核标准

由绩效考核委员会制定的考核标准应以工作岗位的基本要求为依据。评价工作指标应具有客观性，与工作密切相关，尽量使用可衡量的描述，提高评价标准的可操作性，并事先公布绩效考核标准。在德才兼备原则的指导下，应根据学历、资历、工作表现、任职时间、实际的技术能力及学术水平，综合全国及本单位实际情况，制定切实可行的考核标准。绩效考核方案制定应充分征求护理人员意见，建立基于护理工作量、护理质量、患者满意度并结合护理难度、技术要求等要素的绩效考核制度，并将考核结果与护理人员的评优、晋升、薪酬分配相结合，实现优劳优得、多劳多得，从而调动护理人员的积极性。

3. 建立真实详尽的技术档案

技术档案内容包括：个人简历、学历、资历、学术论文、书刊编译、发明创造等情况，应分别记载学术水平授奖级别；考核考试成绩，包括院内业务训练成绩、进修考试成绩、技术职称等。

4. 绩效考核结果反馈

绩效考核结果反馈，通过有效评价面谈，谈论下属的工作业绩，给双方提供了一个交流思想的机会，传递表扬和建设性批评两方面信息；面谈对下属的发展极为重要，信息反馈不当或建议不妥，都将会给下属带来消极影响。绩效考核方案和结果能够通过多种途径方便护理人员查询，绩效考核结果与评优、晋升、薪酬挂钩，帮助员工确定改进工作的目标以及是否启动绩效考核的改进计划，并能提出实现目标的措施。

三、绩效考核的原则与方法

（一）绩效考核的原则

护理人员绩效考核秉承"公平、公正、公开、科学"的原则，主要从以下几个方面开展。

1. 定期考核与随机考核相结合

人才考核应建立定期考核制度（每周、旬、月度、季度、半年、年度），以此为基础积累考核资料。如任期考核，就是在某一专业技术职务任期满后进行的考核。定期的任职考核是动态考核，可打破"终身制"和"大锅饭"模式，激励人才不断进取。也可根据医院实际情况，进行随机抽查考核。两者相结合，才能做到对人才有比较全面的了解。采用定期考核与随机考核相结合，平时考核与年底考核相结合，重点考核与全面考核相结合，直接考核与间接考核相结合，终末考核与过程考核相结合，使绩效考核评价成为一种制度的创新。

2. 综合考核与单项考核相结合

对各级护理人员的绩效考核内容不但与其聘任的岗位职务要求相匹配，而且考核内容包括：政治思想、遵纪守法、道德品质、工作态度、敬业爱岗、专业知识水平、专业技术水平等全面综合的评定。一般进行德、才、勤、绩四个方面的考核，多为定期或较长时间才进行的一种综合的全面性考核。按照护理部的要求，在重大节日、规定的推优时间节点，结合年度工作安排和临时完成某项工作任务，可进行基础理论、专科技能等考核，或按照相应的标准及指标，如中夜班数量、患者满意度等，结合领导专家组的综合面试，参加评优评奖，以促进护理人才的专业培养。

3. 领导考核与群众评议相结合

考虑到公平和标准原则，高层、中层和低层员工均应进行绩效考核。当然，不同级别护理人员的考核要求和重点不尽相同。考核必须听取方方面面的意见，让群众及有关专家根据考核标准评议，然后由科室及医院领导综合评价。只有避免主观性和片面性，避免掺入个人好恶，才能为护理人才的发现、选拔、使用提供可靠可信的依据。例如，护理人员的职称考核，应在规定的临床护理工作年限年资要求下，按照实际考核的成绩和标准，向人力资源部申请职称评定的资格，并接受相应职称委员会的考核。

4. 学历与能力相结合

有的护理人员学历高，但实践经验少，操作技能及解决问题的实际技能差；有的护理人员学历低，而操作技能及实际工作能力强。绩效考核方案有可操作性，考核内容能够体现被考核者的实际业绩，如具体工作的量与质，实际的工作效果。只有两者相结合，既看学历，又看能力，才能客观、实事求是地评价护理人员的绩效。

5. 定量考核与定性考核相结合

对各级护理人员的绩效考核内容必须与其聘任职务相符合，各类考核内容应符合客观情况，并用科学的方法制定考核标准，采用定性考核和定量考核相结合，努力减少考核者主观因素对考核结果的影响，努力做到实事求是、公平合理地对待每位考核者。定量化是人才考核工作的一大进展。只有从印象、评语中解脱出来，用数据说话，用事实说话，才能做到客观、准确地评价人才。换言之，不但要定性，而且要定量。有了"数"的概念，就可以客观地反映人才的实际情况，使之做到序列性、区分性和可比性。

6. 应用和反馈相结合

考核有一定的透明度，不能暗箱操作。提倡考核结果用与被评者见面交流的方式反馈，使之心服口服、诚心接受，并允许其申诉和解释。通过对护理人员的考核，为护理管理提供人力资源管理的信息，不断地调整对护理人员的考核标准，修改各级护理人员培训计划，与时俱进，从而达到不断提高护理管理质量的目的。

（二）护理人员绩效考核的方法

1. 护理人员绩效考核的测试方法

（1）绩效考核表法 绩效考核表又称绩效评价表，是一种根据限定因素对员工表现进行考核的工作效率衡量方法。具体操作是根据评定表上所列出的指标（评价要素），对照被评价人的具体工作进行判断并记录，通过对考核内容的量化进行考核。绩效考核表有统一的量化指标，容易比较，可以使用多项选择、评语、图表、标度或评分标准等，但绩效考核表法与考试法一样，对量表的信度和效度要求较高。

（2）考试法 护理人员通过笔试或口试，在业务技术操作、理论知识、各种竞赛等方面所获得的成绩。考试法常用于护理技术操作、理论知识、外语水平等考核；具有标准统一的优点，但对考核标准和考核者要求较高，常常出现考核水平与实际能力有差异的情况。

（3）排序法　排序法是评价者把同一部门或小组中的所有护理人员，按照总业绩多少的顺序排列起来进行比较的评价方法。该法特点是简单、省时、省力、便于操作。

（4）比例分布法　比例分布法是将工作单元或小组中的所有人员分配到一种近似于正态分布的有限数量的类型中去的一种评价方法。

（5）描述法　描述法是评价者用简明扼要的文字对护理人员的能力、工作态度、业绩状况、优势和不足、培训需求等进行陈述，侧重于描述组织成员在工作中的突出行为，而不是日常业绩。此外，描述法没有同一标准，难以进行护理人员之间的比较，应注重评价目的和用途，并结合其他方法共同进行。

（6）关键事件法　关键事件法是分析人员向被考核者询问某些问题以了解其对于解决关键事件所需的能力和素质，并让被考核者进行重要性评价的一种收集职务信息的方法；也可以将护理人员的有效行为和无效或错误行为记录下来，作为评价依据，在业绩评价后期，评价者应综合这些记录和其他相关信息和资料，对护理人员业绩进行全面、客观的评价。

（7）目标管理法　目标管理法即管理者与护理人员共同制订工作与行为目标，定时按目标考核。这种方法重视成员对组织或部门的个人贡献，是一种有效评价员工业绩的方法。目标管理将评价关注的重点从护理人员的工作态度转移到工作业绩方面；评价人的作用从传统评价法的公断人转换成工作顾问和促进者；护理人员在评价中的作用从消极的旁观者转变成积极的参与者。

（8）强迫选择比较法　按规定的等级比例对人员绩效进行评定，如上级规定考核比例标准为：优秀占 10%、良好占 20%、合格占 40%、不合格占 30%。

2. 护理人员绩效考核的评价方法

（1）直接领导评价　直接领导评价是直接上级对其部下进行全面考核和评价。由各个护理单元的护士长及科主任共同完成，每月一次，记录于护理人员考核表内，作为年终评价（优秀、合格、基本合格、不合格）的依据之一；突出事件将按照各个护理单元的奖惩条例进行奖励或者处罚。直接领导负责下属评价优势在于：直接领导对其特定的护理单位负有管理的责任；直接领导处于最有利的地位观察下属。直接领导评价也有其局限性，由于日常人际间接触频繁，中间可能会掺杂个人感情色彩。

（2）同行评价　同行评价也称同事评价，通过书面或口头征求同级或同岗位的护理人员之间相互综合分析和评价，是一种定性考核资料收集的方法。在保证同事关系融洽的基础上，能够准确做出评价。另外，来自同行适当的压力，也是一个积极的促进因素，能够促进工作效率的提高，相对来说较为客观。然而，其在实施评价需要的时间安排方面和区别个人与小组的贡献方面有一定的难度，会出现有些小组成员在评价自己的同事时可能处于两难的情况。

（3）自我评价　自我评价又称自我鉴定，是被考核者通过书面或口头形式对某一阶段绩效进行评价，并提供获得的荣誉奖状、考核情况及成绩。护理人员对自身进行评价，让护理人员随时对自己的工作进行反思，对护理人员的职业发展能起到积极的作用。自我评价不够客观，容易出现自夸的现象。

（4）下属评价 下属评价是指护理人员对护理管理者如护士长、总护士长和护理部主任的评价。直接下属处于有利的位置观察领导的管理效果。其不足之处在于，管理者会人为地采取一些行为以获得好的评价结果。而且，下属不免产生实事求是的评价会遭到报复的顾虑。

（5）外部评价 由护理对象（患者）、外协单位或者传媒对护理人员进行评价。

（6）专家评价 外聘绩效专家或顾问进行考核评价一般较为公允，可以避开人际矛盾，使结论较为客观；但成本相对较高，而且外聘绩效专家或顾问不一定精通某一领域，或者不是某些专业的内行。

（7）360度绩效评价法 360度绩效评价法又称全方位绩效考核法或多源绩效考核法，是由被评价者的上级、同事、下级和（或）客户及被评价者本人，从全方位、多角度对被评价者工作业绩进行的全方位衡量并反馈的组合评价方法。因其能够保证反馈体系的客观性和全面性，并提高绩效评价结果的可靠性和有效性，作为绩效管理的一种新工具，被管理者越来越广泛地使用。将360度绩效评价法引进到临床护理人员绩效管理工作中，从护理部、护士长、同事、自己、患者五个方面，对护理人员进行综合考评，从不同层面进行考核，客观、全面地评价护理人员的能力和水平，有效地提高了护理质量，减少了护理缺陷的发生。在360度绩效评价法实施过程中，也存在不足之处、需花费较多的时间和经费；考评者的评价会受认知角度、接触频率等因素的影响，带有一定的主观性；自我评价过高；考评标准未能全部量化，沟通能力强、人际关系好的护理人员往往得分较高。

四、护理人员自我绩效管理

（一）自我绩效管理的方法与技巧

1. 目标设定的方法

明确绩效目标设定的重要性，好的绩效目标是体现组织目标，并符合 SMART 原则，即设置精确目标、有行动计划及与上级沟通一致。SMART 原则中的 5 个英文字母分别代表：①Specific：明确的；②Measurable&Motivating：能衡量、能激励自己；③Attainable：能达到的、可实现的；④Realistic&Relevant：实际的且与个人的主要工作成就相关；⑤Time specific&Track-able：有时间规定，并且能够追踪。

2. 目标执行与反馈

重点是对目标完成情况与目标的偏差分析，包括时间的偏差、工作内容的偏差以及目标和目的的偏差，还需要强调反馈的重要性。

3. 绩效分析总结

对于每个人来说，每年认真对自己的工作做一次分析总结是很有必要的，主要应该分析三个方面：做了什么、做得怎么样以及怎样做到更好。护理人员在进行绩效考核上，一方面需要直面问题；另一方面应注意双向沟通、坦诚相待。只有这样，才能真正解决问题，同时避免误会的产生。

4. 绩效改进与发展

对于绩效的改进，首先需要进行绩效问题的自我审视，从能力、工作习惯、态度、意愿以及与领导的沟通等方面，分析绩效存在的问题；在改进方面，应根据个人职业规划发展方向，制定能力改进方案。

（二）绩效考核的申诉

护理人员如果对绩效管理和绩效考核工作有重大疑问，可以在拿到绩效反馈信息表的 7 天内，向护理部或人力资源部提出申诉。护理部或人力资源部接到申诉后，双方合作共同对申诉事件进行处理，申诉的处理程序如下。

1. 调查事实

与申诉涉及的各方面人员核实护理人员申诉事项，听取本人、同事、直接上级和相关人员的意见和建议，了解事情的经过和原因，对申诉的事实进行准确认定。

2. 协调沟通

在了解情况、掌握事实的基础上，促进申诉双方当事人的沟通和理解，与申诉双方当事人探讨协商解决的途径。

3. 提出处理意见

在综合各方面意见的情况下，对申诉所涉及事实进行认定，确认在绩效管理中是否存在违反医院管理规定的行为，对申诉提出处理建议。

4. 落实处理意见

将事实认定结果和申诉处理意见于 10 日内反馈给申诉双方，即被考核的护理人员和所在科室负责人，并监督落实。

参考文献

[1] 丹圆周.分析优质护理干预在肝硬化护理中的应用效果[J].实用医学研究,2020,2(03):30-31.

[2] 杜春丽.202例急性呼吸道感染的细节护理疗效分析[J].内蒙古中医药,2012(22):134.

[3] 付馨瑶.教研相融浅谈《呼吸系统疾病常见症状体征的护理》的说课设计[J].牡丹江医学院学报,2013,034(002):105-107.

[4] 郭红香.睾丸肿瘤患者健康教育需求的调查[J].中国伤残医学,2015,23(022):11-12.

[5] 何文燕.消化性溃疡护理中护理路径的临床价值分析[J].基层医学论坛,2014,000(018):2368-2369.

[6] 黄早升,王立.针对消化系统疾病病人常见症状体征的护理[J].健康大视野,2013,21(002):183.

[7] 李淑云,李莲英.护理病历书写存在问题的分析及对策[J].中国病案,2014(9):25-26.

[8] 刘宏,李霞.慢性阻塞性肺疾病的延续护理效果研究[J].中国全科医学,2013(10):43-45.

[9] 吕炳建,程亮.2016版WHO睾丸和阴茎肿瘤新分类解读[J].中华病理学杂志,2016,45(008):518-521.

[10] 李文霞,李菲.肿瘤放疗患者护理中舒适护理的应用效果分析[J].中国保健营养(旬刊),2014,24(007):5200-5202.

[11] 马骊,刘芬.护理程序五步骤在新上岗护士培养中的应用[J].中国保健营养,2018,028(003):184.

[12] 马立娜.慢性肺源性心脏病患者的护理体会[J].家庭心理医生,2015(11):276.

[13] 欧阳伟炜,卢冰.肿瘤放射治疗研究进展[J].科技导报,2014,32(26):47-51.

[14] 庞笑珍,朱健.立体定向放射治疗肺癌患者不良反应观察及护理[J].中国现代医生,2017,055(028):134-137.

[15] 潘林飞.中晚期宫颈癌三维适形与调强放射治疗的临床研究[J].医药前沿,2015,000(010):166-167.

[16] 钱红,张翠萍.肾细胞癌患者靶向药物治疗的不良反应观察及护理[J].新疆医科大学学报,2012(01):109-111.

[17] 饶晓玲.马斯洛人类基本需要层次论的应用及启示[J].中华现代护理杂志,2013,019(020):2463-2465.

[18] 宋颖.52例重症支气管哮喘的护理[J].中医临床研究,2016(08):85-86.

[19] 索晓辉.支气管扩张临床护理体会[J].中国现代药物应用,2014(02):194-195.

[20] 王江波.护理学导论[M].郑州:郑州大学出版社,2013.

[21] 徐瑶瑶,汤沛.研究疼痛护理在前列腺癌患者护理中的效果[J].健康养生,2019,000(004):93.

[22] 杨玉娥,熊畅.奥兰多护理程序理论概述[J].当代护士(中旬刊)2020(07):179-181.

[23] 袁红.健康教育干预应用于慢性胃炎护理的效果分析[J].世界最新医学信息文摘(电子版),2017(83):216.

[24] 曾吉琴.重症膀胱肿瘤的护理方法[J].养生保健指南,2019,000(039):180.

[25] 张纯英.现代临床护理及护理管理[M].长春:吉林科学技术出版社,2019.

[26] 张一琼,黄丽萍.肺结核患者临床护理体会[J].中国当代医药,2011(01):122-123.